Mon Dieu, pourquoi
ne m'as-tu pas abandonnée ?

Lorris UMBA Dunda

Mon Dieu, pourquoi ne m'as-tu pas abandonnée ?

Atteinte de cancer,
une religieuse raconte

Préface de Mgr Donat Bafuidinsoni Maloko-Mana

Les impliqués Éditeur

21 bis, rue des Écoles, 75005 Paris

www.lesimpliques.fr
contact@lesimpliques.fr

ISBN : 978-2-343-13718-6
EAN : 9782343137186

Devant la *«pathologie de la tristesse»*, il faut *«la thérapie du sourire (…) Le vrai défi est celui de qui aime le plus (…). La manière dont nous vivons la maladie et le handicap est un indice de l'amour que nous sommes disposés à offrir. La manière dont nous affrontons la souffrance et la limitation est un critère de notre liberté de donner sens aux expériences de la vie, même lorsqu'elles nous semblent absurdes et imméritées. Jésus est le médecin qui guérit avec le médicament de l'amour, parce qu'il prend sur lui notre souffrance et la rachète »*

Pape François

Sommaire

Dédicace

A vous tous, homme et femme, qui portez la souffrance dans votre corps et qui en ressentez les douleurs jusque dans votre cœur, que ces quelques lignes vous fortifient et vous convainquent que la souffrance est un moyen, pas une fin en soi.

Lorris

Préface

C'est quand je suis faible et défiguré, que notre amour devient plus fort

Je savais qu'elle était malade. Mais, je ne m'imaginais pas sa gravité. Je savais que sa situation nécessitait un transfert en dehors du pays, mais que cela traînait pour différentes raisons. Jusqu'au jour où la Sœur Joséphine Nzuzi, affectueusement appelée Mama Zouzou, m'a demandé un rendez-vous. Je l'ai reçue dans mon bureau, celui du vicaire judiciaire de l'Archidiocèse de Kinshasa, accompagnée d'une de ses consœurs. C'était un avant-midi d'août 2011.

Elle était venue pour me dire combien elle souffrait, mais que la décision de l'évacuer, selon la demande expresse du médecin, tardait à être prise. Ce jour-là, elle a enlevé son mouchoir de tête, pour me montrer son crâne. J'en ai eu le cœur serré ! Je n'avais jamais rien vu de pareil de toute ma vie. Elle avait un cancer au cerveau dont les manifestations étaient indescriptibles. Je n'avais pas de mot pour décrire ce qu'elle me montrait. Pour moi, il n'y avait pas de choix ; il fallait faire quelque chose et en parler à qui de droit. Ce que je fus dans les jours qui ont suivi. Je n'ai plus revu Mama Zouzou jusqu'au jour où j'ai appris qu'elle avait voyagé pour la Belgique afin d'être soignée. Plusieurs mois après, J'ai entendu dire que les médecins étaient furieux de constater qu'on avait mis trop de temps pour la faire voyager. Ils ne lui donnaient plus beaucoup de temps à vivre.

En mars 2013, j'ai revu Mama Zouzou aux Cliniques Universitaires Saint Luc à Bruxelles. Elle venait de subir une de ses multiples opérations à la tête. On voyait bien qu'elle souffrait. Mais, nous avons pu causer quelque temps et nous avons prié ensemble. Depuis lors, je l'ai revue chaque année et chaque fois que je passe par Bruxelles. Nous sommes en contact, chaque jour, par téléphone. Un petit message, un petit coucou, un souhait pour une intention de prière. Car, je lui ai demandé de prier pour moi, pour ma mission. Et elle sait que je suis de cœur avec elle, dans sa maladie. Je suis convaincu que Mama Zouzou est une miraculée. Il est vrai que les médecins se sont donné corps et âme pour la soigner. Bien plus, je suis convaincu aussi que Dieu lui a accordé ce temps de vie pour lui apprendre, pour nous apprendre une leçon de foi, d'espérance et de charité, dans le silence de la souffrance.

Après plusieurs visites auprès de Mama Zouzou, suite à nos échanges réguliers, l'idée de mettre par écrit son expérience de vie, de foi et d'espérance dans la maladie, dans la souffrance a germé en nous, Monsieur Umba Lorris et moi. Nos échanges, notre lecture de sa situation, tout ce qu'elle a vécu comme épreuves, joie et proximité, amitié, inquiétudes, peurs, incertitudes, abandon entre les mains de Dieu, etc., ont fini par nous convaincre ; l'expérience de la Sœur Nzuzi peut être partagée à d'autres. Puisque Lorris vit en Belgique et lui rend aussi régulièrement visite, l'accompagne parfois à l'hôpital, il n'avait pas de choix. C'est lui qui devait en parler avec la Sœur Nzuzi, la convaincre, en lui disant que nous en avions déjà parlé entre nous.

Je me suis permis de mon côté d'écrire à la Sœur Nzuzi pour lui montrer que l'idée en valait la chandelle. Entre-temps, nous avions réfléchi sur la méthode de travail. Cela nous paraissait simple : enregistrer les conversations ou les échanges et les transcrire. Nous avons pensé qu'il fallait y ajouter quelques témoignages des personnes qui la connaissent aussi bien ici à Kinshasa qu'à Bruxelles. En annexe, quelques photos de sa tête montrant l'évolution de la maladie, après les différentes opérations, pouvaient aussi servir, sans blesser les cœurs sensibles. Pour mieux comprendre son expérience actuelle dans la maladie, nous nous sommes dit qu'il fallait remonter à l'histoire de sa vie, de sa vocation et de son admission dans la congrégation des sœurs de Sainte Thérèse de l'Enfant de Jésus de Kinshasa, congrégation fondée il y a 50 ans par le Cardinal Joseph-Albert Malula.

Après lecture de cette histoire, on ne découvre rien d'extraordinaire, rien de spécial. C'est l'histoire presque banale d'une jeune fille qui a voulu se consacrer à Dieu pour le service de l'Eglise et pour le salut des hommes. C'est une vie toute simple qu'elle mène, en dehors comme au couvent. Mais, comme on dit, c'est dans la simplicité, dans l'ordinaire d'une vie simple que se cache une âme extraordinaire qui reconnaît tout avoir reçu de Dieu pour le service des autres.

Quand je pense au jour de notre première conversation au sujet de sa maladie, quand je vois les photos des opérations subies à la tête, savoir que la maladie a atteint d'autres parties du corps, et échanger avec elle presque chaque jour, je n'en reviens pas. Vivre toutes ces épreuves, avec courage, patience, confiance et abandon, relève d'une autre expérience qui surpasse notre simple humanité. Il s'agit d'une force intérieure qui se laisse soutenir par une expérience spirituelle du « petit enfant contre sa mère » (cf. Ps 130), du petit enfant qui va vers Jésus, simplement parce qu'en lui et chez lui, il est en sécurité (cf. Mt 18, 3 ; 19, 13-14).

A sa place, je m'exclame, mieux, je m'interroge : « Mon Dieu, pourquoi ne l'as-tu pas abandonnée ? ». Oui. Je pourrais imaginer qu'il y a des moments où, dans la profondeur de son intimité avec Dieu, Mama Zouzou se pose ce genre de questions. Au cœur d'une longue maladie, d'une souffrance qui dure et dont on ne voit pas d'issue, l'expérience montre que l'on a souvent envie d'en finir une fois pour toutes. Aussi bien de la part de la personne qui souffre que de la part des parents ou amis. On ne voudrait pas voir cet être que l'on aime continuer à souffrir. « Mon Dieu, pourquoi ne la rappelles-tu pas auprès de toi ? », au lieu de la laisser souffrir autant et pendant si longtemps ! Je ne prétends pas répondre à cette question. Et je ne sais pas si quelqu'un peut oser, peut tenter une réponse.

Nous faisons tous l'expérience de la maladie ou de la souffrance. Grave, douloureuse ou pas, nous y avons un jour éprouvé la fragilité humaine, nous avons déjà senti que notre vie ne tient qu'à un bout de fil. Alors, comment réagissons-nous ? De la réponse personnelle donnée à cette question git toute la différence. Car, devant la maladie ou la souffrance, chacun réagit à sa manière, selon ce qu'il est et ce qu'il vit à l'instant même ou après, selon les circonstances, les temps et les milieux. Cette réaction peut être aussi tributaire de la durée de cette expérience ou de la lecture qu'on en fait soi-même ou que d'autres en font. Parfois, les regards, les idées ou les jugements que d'autres portent sur cette expérience peuvent impacter positivement ou négativement sur notre réaction face à la maladie ou à la souffrance. Notre relation avec Dieu fait aussi partie de ce regard posé par les autres, selon que l'on est proche ou loin de lui.

Je peux imaginer que Mama Zouzou puisse vivre des moments de solitude, seule dans son lit de malade à l'hôpital ou dans sa chambre en communauté. Des moments de soliloque, de ce « dialogue » où l'on se parle à soi-même vu comme un autre soi-même, des moments de questionnement où des questions se succèdent à des questions, où toute réponse risquée s'évapore aussitôt qu'elle se laisse proposer à soi. Des moments d'examen de conscience, de la relecture de sa propre vie devant soi-même, comme si cette vie se projetait sur un écran, tel un défilement des événements heureux et moins heureux vécus, auxquels l'on est confronté face à soi-même et face aux autres.

Je me souviens de certaines visites, de l'une ou l'autre balade, des rires partagés et de repas pris ensemble, dans une ambiance fraternelle. Parfois, nous oublions qu'il ne fallait pas rire aux éclats, car les bruits provoquent des maux de tête atroces à Mama Zouzou. Sans se plaindre, on la voit se retirer presque en catimini. Je sais aussi que, comme beaucoup de malades, Mama Zouzou est sans nul doute passée par des crises ou des révoltes intérieures. Révoltes probables contre elle-même, contre les autres, contre tous ceux et celles qui n'ont pas apprécié à sa juste valeur les recommandations des médecins, qui ont refusé de comprendre et n'ont pas adéquatement agi dès le début de la maladie ; ceux-là qui, peut-être hier comme aujourd'hui, ne compatissent pas nécessairement à ses souffrances. A pareilles occasions, un malade a tendance, hélas !, au repli sur soi, à l'isolement. Et si l'on n'y prend garde, si l'on n'est pas profondément enraciné dans sa foi, cette révolte peut même entamer la confiance en Dieu. L'optimisme est la seule force qui subsiste en ce moment-là, en conservant la joie de vivre, en éloignant de soi tout ressentiment envers soi-même et envers autrui. Dans le seul but de s'ouvrir à l'espérance qu'inspire le fait que la vie est mieux vécue que lorsqu'elle est donnée, quand elle se transforme en offrande de soi pour autrui. Sans plus et sans imposture.

La maladie de Mama Zouzou, un cas bien rare, est devenue sujet ou objet d'étude. Car, elle déjoue chaque fois les pronostics de ses médecins et de tout le personnel soignant. Médicalement, ils ne s'expliquent pas comment elle s'en sort toujours. Dès lors, l'on se rend bien compte que le rôle du médecin n'est pas de pronostiquer, mais de diagnostiquer. Il revient au médecin de soigner ou de soulager la douleur, la souffrance du malade. Cependant, il ne peut pas dire que la vie s'arrêtera tel jour et à telle heure. Seul Dieu sait et nous apprend à compter le nombre de nos jours sur terre (cf. Ps 90, 12). Quant à nous, notre devoir consiste simplement à appliquer notre cœur à la sagesse (cf. Ps 90, 12).

L'expérience relatée dans les lignes qui suivent n'a aucune prétention hagiographique. Elle est une relecture de l'expérience d'une malade qui, dans la fragilité de son être – la sœur Nzuzi et de petite taille et n'est pas d'une forte corpulence –, a choisi de se laisser conduire par sa foi en Dieu. Elle sait que sa vie est un don gratuit et tout ce qu'elle vit, la souffrance dans la maladie, participe au plan merveilleux de Dieu dans sa vie consacrée et vécue dans l'humilité. La souffrance, la maladie nous rappelle notre finitude, nous ouvre à la gratitude et nous livre en même temps aux bons soins des autres. Cette vie, elle le sait, a déjà été offerte à Dieu qui lui en avait fait don un samedi de décembre de l'an 1962. Au demeurant, le plus important ne réside pas dans la longueur de la vie sur cette terre des hommes, mais dans la profondeur, dans l'intensité avec laquelle l'on a vécu pour la recherche constante du bonheur du prochain que du sien propre. Jésus nous l'enseigne et nous apprend à faire de même, lui qui, sur la croix, s'était écrié : « Mon Dieu, mon Dieu, pourquoi m'as-tu abandonné ? » (Mc 15, 34). Sur la croix et par la croix, Il a perdu la vie pour nous la donner en abondance et pour l'éternité. Sur la croix, c'est quand il était faible et défiguré aux yeux des hommes que son amour pour nous (les hommes) s'est montré (le) plus fort pour embrasser toute l'humanité et la couvrir de sa miséricorde. Depuis notre naissance, dans la maladie ou dans la souffrance, dans la vie ou dans la mort, nous demeurons toujours l'œuvre, sujet et objet de la générosité, de la tendresse et de la bénédiction divine. Même si nous l'ignorons parfois ou nous y sommes effrontément indifférents.

A l'instar d'une fleur qui éclot et répand alentour son doux et discret parfum, ainsi se déploie l'expérience que nous découvrons en cheminant avec la Sœur Nzuzi, « Mama Zouzou », à travers les péripéties de sa maladie vécue avec courage et avec un égal et omniprésent sourire.

Mgr Donat Bafuidinsoni Maloko-Mana, SJ.

Evêque auxiliaire de Kinshasa

Préambule

Ecrire ce livre est parti d'une conviction. La Sœur Nzuzi m'a convaincu de par sa capacité à assumer la douleur, à vivre la souffrance comme un moyen de raffermir sa foi. En effet, c'est d'un contraste entre l'immensité de sa souffrance et l'intensité de sa foi que j'ai voulu offrir à d'autres personnes affaiblies par la maladie, cette expérience d'une foi qui se solidifie face à la douleur ; de cette espérance qui se vivifie devant l'incertitude médicale et, finalement, de cet amour qui se fait vivre, offrande.

Je tiens à remercier, profondément, la Sœur Nzuzi pour sa disponibilité à répondre à mes nombreuses questions. Elle a mis tout son cœur à cet exercice. Merci aussi à tous ceux qui ont livré leur témoignage. Vous avez manifesté beaucoup d'amour pour la Sœur Nzuzi.

Il est vrai que, parfois, nous attendons faire nos « éloges » à titre posthume, nous accrochant souvent aux défauts des autres, de leur vivant. Ce qui fait qu'une fois mort, très souvent, nous les « canonisons » dans la seconde qui suit. Et pourtant, les qualités des uns et des autres sont comme des merveilles de Dieu. Et la Bible est claire là-dessus « les secrets du roi sont à garder, les merveilles de Dieu à proclamer » (Tobie 12, 7).

Merci à vous tous qui avez donné de votre temps pour rédiger la préface, corriger mes écrits, encouragé cette entreprise et livré vos témoignages.

PREMIERE PARTIE :

L'HISTOIRE D'UNE JEUNE FILLE

Un jour, une fille

Joséphine-Charlotte-Viviane Berthe Nzuzi Bunga, très affectueusement appelée « *Ma Zuzu* » est née à Kinshasa, le dimanche 29 décembre 1962. Plutôt que de venir seule, elle est née accompagnée de Augustine Nsimba Bunga dans une famille de cinq filles et deux garçons dont un déjà décédé. Avec sa jumelle, elles sont la troisième naissance de leur mère.

Baptisée le 25 janvier 1963, elle commence son école maternelle à l'« Ecole de la Cité » vers le Pont Kasa-Vubu. Puis vient l'école primaire à l'Ecole Primaire I Kauka avant de rejoindre le Lycée Matonge pour les études secondaires et d'entamer des humanités techniques commerciales au lycée Matonge. Plus tard, déjà religieuse, elle obtiendra un graduat en secrétariat de direction à l'Institut Supérieur de Commerce.

Une jeune fille (pas) comme les autres

Une jeune fille normale, comme toutes les autres. Cependant, elle aime jouer au football au milieu des garçons, adore faire la cuisine, se promener, visiter les gens. Elle a une passion : aider les mamans de son quartier qui ont donné naissance aux jumeaux. Quand le temps le permet, elle se rend à l'hospice Saint Pierre pour aider les « *vieillards* » (personnes âgées) qui y habitent.

Dans la paroisse Saint Vincent de Paul située dans la commune de Kalamu au quartier Kimbangu, Joséphine offre bien ses services. Elle est choriste, catéchiste et « elenge ya mwinda » (jeune de lumière)[1] et aide à compter la collecte dominicale. Joséphine est déjà bien appréciée par feu Abbé Clément Ngonga, prêtre du diocèse de Kikwit, incardiné dans l'Archidiocèse de Kinshasa et curé de sa paroisse.

Naissance d'une vocation

Le désir d'aller au couvent, la surprend dans sa jeunesse, entre 1978 et 1983 lorsque le Père Silvère Maurutto, de la Société du verbe divin (SVD), était devenu curé de la Paroisse Saint Vincent de Paul en remplacement de l'Abbé Clément Ngonga. Encore en 5ème primaire, Joséphine est émerveillée le jour où les sœurs de la Congrégation de l'Immaculée Conception de Marie (ICM) sont venues à son école parler de la vocation à la vie religieuse. L'une d'elles, la Sœur Claudine, religieuse européenne qui habitait dans une communauté à Ngiri-Ngiri, retiendra son attention. Et

[1] « Bilenge Ya Mwinda » (Jeunes de lumière), mouvement des jeunes, a vu le jour dans l'Eglise Catholique en Rép. Dém. du Congo, vers les années 1972. Les années précédentes, le pouvoir avait interdit les mouvements des jeunes dans les églises. Cela eut pour conséquence la dégradation des mœurs chez les jeunes. Plusieurs s'étaient livrés à la prostitution, au banditisme, aux cinq D négatifs (débauche, la drogue, le débit de boisson, le détournement, le défoulement), dont parlent les Bilenge ya Mwinda.

Joséphine se disait en elle-même : « je vais être comme la sœur Claudine », comme plusieurs jeunes filles l'ont fait avant elle. Ainsi, ira-t-elle chercher la sœur Claudine dans sa communauté. Quand elles se rencontrent, Joséphine lui sort cette phrase : « ma sœur, je voudrais être comme toi ». Surprise mais heureuse, la sœur Claudine lui répondit : « *mais tu es encore trop jeune. Attends quand tu seras plus grande* ».

La réponse de la sœur Claudine ne l'a pas découragée. Bien au contraire. Elle l'a plutôt rassurée. C'était possible, simplement il lui fallait attendre. Elle rentre donc en parler à la maison. Comme elenge ya mwinda, un jour, lors de la célébration de la journée des vocations, une religieuse congolaise, la sœur Victoria, icm, vint leur parler de la vocation. La sœur habitait à Kasa-Vubu. Josephine prit donc rendez-vous avec elle. Elle est en 1ère année secondaire.

Joséphine va lui rendre visite et elles prirent le temps de discuter. La sœur Victoria dit à Joséphine «*je vais t'encadrer*». C'est donc le début d'un accompagnement qui durera trois ans. Malheureusement, quand Joséphine atteint sa quatrième année des humanités, la sœur doit la quitter car mutée à Boma. Joséphine se retrouve « *seule* ».

Elle se propose d'aller donc en parler avec le curé de sa paroisse. Ce dernier fut très heureux et accompagna la jeune fille à l'archevêché chez le Cardinal Malula, archevêque de Kinshasa, à l'époque. Le cardinal, à son tour, prit la jeune fille et se rendirent à la maison

Sainte Thérèse[2]. Ils y rencontrent la sœur Antoinette Buanga, communément appelée «Mama Koko », alors responsable de la maison, qui reçut la jeune fille dans son bureau. L'échange entre les deux tourna autour des motivations, occupations et études de la jeune fille. Nous sommes au mois de septembre 1979.

Joséphine va donc commencer à assister aux récollections mensuelles organisées par la congrégation. A cette époque, elle retrouve d'autres jeunes filles, toutes originaires du doyenné Saint Joseph. Parmi elles, certaines deviendront religieuses comme elle (Sr Hortence Penenge, Sr Clémentine Ngalula, Sr Françoise Ebi, d'heureuse mémoire), tandis que d'autres sont aujourd'hui mères de famille, à l'instar de madame Caroline.

Durant les temps de récollections, le groupe se demande s'il n'était pas bon pour elles d'entrer chez les sœurs Carmélites. Elles vont donc commencer à aller à l'adoration, toutes les quatre, chaque jeudi chez les sœurs Carmélites. Mais très vite, elles vont abandonner l'idée de devenir carmélites. Entre-temps, sa jumelle aussi exprime le désir d'entrer au couvent. La famille demande aux jumelles de choisir qui d'entre elles devrait y aller. Or la jumelle étudiait à l'internat. Quand elle revient en famille pour les vacances, Joséphine était déjà sur le chemin du couvent. Le choix s'était donc imposé. La jumelle se plaindra mais ne pourra rien faire. Elle qui allait aussi, avec le groupe de Joséphine, à l'adoration

---

[2] Siège de la congrégation à laquelle appartient la sœur Nzuzi « les sœurs thérésiennes de Kinshasa »

chez les Carmélites, tenait également à devenir religieuse. Malheureusement, leur papa s'y opposa : « *ta sœur est partie, c'est suffisant* ».

Les récollections vont durer deux années. Elles ont lieu un dimanche par mois, du matin jusqu'à midi. C'est un petit groupe mais Joséphine reste très proche de ses quatre amies ci-haut citées. D'autres filles aussi lui sont proches, notamment une certaine Rose et une certaine Alphonsine Mujinga, décédée avant même d'entrer au couvent.

C'est à neuf qu'elles sont admises en première année de postulat. De ces neuf, trois sont en vie et religieuses (Sœurs Hortense, Clémentine et Joséphine). Les autres jeunes filles n'ont pas persévéré ; l'une ou l'autre est déjà décédée.

Le temps du Postulat

C'est le jeudi 4 septembre 1980 que Joséphine et ses amies sont admises au couvent. Des choses changent. Plus de jupes ni de shorts. Désormais, c'est dans un pagne qu'elle se retrouvera. Elle qui, pourtant, était partie au couvent avec ses jupes et shorts. La maitresse du Postulat, la sœur Sidonie, a dû faire venir ses parents pour leur demander de lui procurer des pagnes. Malgré cela, Joséphine n'arrivait pas à bien nouer son pagne. C'est ainsi qu'elle faisait des travaux manuels en robe.

Au Postulat, les jeunes filles apprennent bien des choses notamment la couture, la fabrication des compotes, la préparation du fufu[3].

Une journée type au Postulat

La journée commence à 5h30' par la douche. Les laudes suivent à 6h00' et la messe à 6h30'. Puis vient le petit déjeuner. Après, certaines se rendent à l'école, car certaines postulantes n'avaient pas encore achevé leurs humanités ; d'autres prennent quelques temps pour la méditation puis s'adonnent à des travaux de champ jusqu'à 11h00'. Les travaux de champs s'organisent trois fois par semaine. Les autres jours, elles sont occupées à l'apprentissage de la couture.

A midi, il y a office du milieu du jour suivi du repas et de la sieste. A 15h30', les postulantes se rendent à la chapelle pour la méditation puis c'est le temps des occupations personnelles (ménage…).

Chaque soir, sont prévues la répétition des chants liturgiques et l'initiation à la manière de chanter le bréviaire. C'est la maitresse, elle-même, qui s'en occupe. Parmi les formatrices, il y avait aussi la sœur Bola. Le postulat dure deux années. Joséphine et ses amies sont en première mais sont très proches de la sœur Philomène Mutumpe, qui est alors postulante de deuxième année.

---

[3] Farine de manioc

Postulat : une expérience de vie nouvelle

L'étape de postulat a été un des moments clés de la vie de Joséphine. Au plan spirituel, elle a gagné cette relation d'intimité profonde avec Jésus à travers l'adoration du Très Saint-Sacrement. Une pratique devenue habitude pour Joséphine, au postulat, consistait à passer par la chapelle quand elle sortait du couvent ou revenait, question de dire à Jésus qu'elle a besoin de sa protection à l'aller et ainsi l'en remercier au retour.

Au plan humain, la couture a été un des gains que le postulat a apporté à Joséphine. Elle pouvait ainsi coudre des tricots et des chaussons qu'elle offrait gracieusement aux mamans qui venaient d'accoucher à l'hôpital Saint Joseph.

Chaque dernier week-end du mois, toutes les postulantes pouvaient rentrer en famille. Son tout premier week-end en famille est resté inoubliable. Sa famille était heureuse de la revoir, mais aussi inquiète, car Joséphine avait perdu du poids. Et la raison de cette perte pondérale est d'autant plus rigolote qu'elle a amusé toute la famille. La voici. Joséphine, pour justifier son nouvel état, a affirmé à sa famille : « moi, j'ai l'habitude de manger lentement. Or, le temps du repas est chronométré. C'est ainsi que je suis souvent en retard pour finir mon assiette. D'où, je me vois contrainte de laisser de la nourriture dans mon assiette».

A cette occasion, la famille lui a acheté de nouveaux habits. Toute la famille était d'accord avec son choix, sauf une tante paternelle qui se plaignait du fait que Joséphine n'allait pas avoir une maternité biologique. Elle a vite été calmée et « redressée » par son papa.

Un petit changement se remarqua, néanmoins, dans les relations de Joséphine avec ses anciennes amitiés qui ont développé une certaine « peur » pour lui rendre visite durant son séjour en famille. Elles avaient peur, disaient-elles, d'être « chassées » par le papa de Joséphine. Ce qui n'a jamais été le cas. Ainsi, plutôt que de les attendre, c'est elle qui se rendait chez chacune d'elles, parée de son uniforme de postulante (une blouse avec pagne, à porter seulement le dimanche). A la paroisse, on commence déjà à l'appeler « ma sœur ».

Pendant ce temps de vacances, elle n'a pas eu de difficultés à retrouver ses activités d'avant l'entrée au couvent, comme chanter à la chorale, compter la quête.

La première année du postulat comporte aussi quelques cours notamment sur la spiritualité de Sainte Thérèse de l'Enfant Jésus que donnaient les sœurs et, très souvent, le Cardinal Malula lui-même. Le Cardinal le faisait sous forme des conférences, quand il venait pour la célébration eucharistique, le samedi, à la maison Sainte Thérèse. Il expliquait l'historique de la congrégation, relevant surtout les difficultés rencontrées pour sa création.

Selon lui, cette congrégation est née du besoin de « libérer » la religieuse congolaise qui, selon ses propres termes, était « guindée », attristée. Voilà pourquoi lui est venue l'idée de fonder la congrégation des sœurs de Sainte Thérèse de l'enfant Jésus de Kinshasa pour, aussi bien promouvoir une congrégation autochtone, concurrente de nombreuses congrégations « étrangères » implantées à Kinshasa et « libérer » la religieuse « kinoise ». Au début, certaines candidates provenaient d'autres congrégations. Situation que n'appréciaient pas toujours ces congrégations.

La première année du postulat est souvent difficile, mais Joséphine ne l'a pas vraiment ainsi ressentie. Ce qui fait que, très souvent, lors des vacances, si elles devaient durer deux semaines, elle restait une semaine au couvent et rentrait passer l'autre semaine en famille. Elle se sentait vraiment chez elle et n'avait aucun regret d'y être. La maitresse du postulat les avait beaucoup aidés à aimer le couvent, comme leur « *nouvelle maison* ».

Le passage en deuxième année est soumis à l'appréciation de toutes les sœurs dirigeantes mais s'étendait à d'autres postulantes. La deuxième année est différente, tout naturellement, de la première. En première année, la vie est assez drastique et l'année est quasi canonique. Hormis les week-ends en famille, les postulantes ne sortent pas. En deuxième année, cependant, les postulantes peuvent aller à la messe à l'extérieur, à la paroisse Saint Dominique, voisine du couvent ; elles peuvent assurer la permanence (répondre quand un visiteur arrive). Les contacts avec d'autres sœurs deviennent plus fréquents et s'intensifient. Puis, cette deuxième année se termine ! Elle clôture l'étape du Postulat., marquée par la cérémonie de « prise d'habit ».

A la fin de sa deuxième année, Joséphine porte son habit religieux en la cathédrale Notre-Dame du Zaïre, aujourd'hui Notre-Dame du Congo. Nous sommes en 1981. C'est donc à neuf (huit de sa promotion et une venant d'ailleurs) que ces postulantes prennent leur habit. La cérémonie est précédée d'une semaine de retraite au noviciat, prêchée par la Sœur Germaine, appelée aussi « maman koko » qui a, plus tard, quitté la vie religieuse.

Pendant la retraite, tour à tour, les trois évêques, Le Cardinal Malula et ses auxiliaires, Monseigneur Moke et Monseigneur Tshibangu, passaient exhorter les postulantes et les encourager. La cérémonie de prise d'habit est solennellement célébrée en la cathédrale.

Après la messe, chacune allait fêter en famille mais avait l'obligation de rentrer à la maison Sainte Thérèse à 16 heures pour prendre le véhicule qui devait les emmener au noviciat. Joséphine a fêté en famille. Dieu sait combien il y avait du monde ce jour-là dans la maison familiale.

Noviciat : période spéciale mais décisive

Sa première année est totalement « bloquée », fermée, aucune sortie. C'était quand même difficile, pour Joséphine, parce qu'elle était coupée de tout contact avec l'extérieur. Il y a un peu plus de cours qu'au postulat. Cependant, un week-end dans l'année, elles peuvent rentrer en famille. C'est le week-end pascal. Elles partent le samedi saint et retournent le dimanche de Pâques.

En première année, il y avait des cours et des exposés. Au noviciat c'est différent. Il fallait vraiment étudier. Chacune des novices devait faire un exposé et, à tour de rôle, le partager pendant la messe, à la place de l'homélie. Tout ceci sous la houlette de la Sœur Longo, comme maitresse, aujourd'hui décédée. La première année se termine sans qu'il y ait quelque chose de particulier.

La deuxième année commence, quant à elle, par la *prise de croix*. Cette croix qui se donne au cours d'une cérémonie au Noviciat même. A cette occasion, chaque novice se choisit une « marraine ». C'est la sœur Bola que Joséphine avait choisie. Et le rôle de la marraine consistait à faire porter la croix à sa « filleule » lors de la cérémonie. C'est ce que la sœur Bola a fait pour Joséphine.

Et la deuxième année voit se réduire les cours à caractère magistral pour laisser place à des cours à caractère pastoral pour préparer les novices au stage pastoral. Parmi les professeurs, Joséphine se souvient de l'Abbé Moba qui sera remplacé par l'Abbé Malolo.

Le stage dure trois mois. Les novices sont envoyées dans des communautés religieuses européennes (simplement parce qu'à cette époque, les thérésiennes ne sont pas encore bien implantées). Joséphine est envoyée avec la sœur Denise, dans une communauté des sœurs à la paroisse Saint Martin. Durant le stage, les novices sont appelées à s'intégrer dans la vie concrète de la communauté qui les reçoit. Joséphine raconte : « là où j'étais partie, les sœurs s'occupaient des personnes à mobilité réduite[4]. Nous assurions le cours de religion, faisions aussi la cuisine, allions visiter les malades dans le quartier, leur apportant la communion ; cela juste après le cours et le repas. Nous effectuions de longues distances à pied. Nous étions à Nd'jili. Et les sœurs pratiquaient une grande économie de l'eau. Ainsi, nous nous lavions les pieds en « cachette » au retour de notre tournée pastorale. Si elles nous avaient surprises, elles criaient au gaspillage d'eau. Néanmoins, c'était un temps précieux de pratique de la vie religieuse ».

Le stage commençait après Pâques pour se terminer en Juin. Au retour de stage, le rythme de vie devenait un peu différent parce que les novices devraient élaborer un rapport de stage avec l'aide du professeur de pastorale. Revenue de stage, chaque novice devrait, en juillet ou août, présenter publiquement et à tour de rôle son rapport. Cela se passait à la maison Sainte Thérèse, devant les trois évêques et les autres religieuses. Après la présentation, il y avait un moment des questions-réponses.

L'expérience du Noviciat, renchérit Joséphine, « a été pour moi capitale. Cela m'a beaucoup enrichie sur le plan humain, académique et spirituel. Cela a renforcé en moi le désir de pratiquer le bien ».

[4] Terme utilisé (spécialement hors Afrique) pour désigner les personnes ayant un handicap

Le jeudi 4 octobre 1984, en la solennité de Saint François d'Assise, Joséphine émet ses premiers vœux au cours d'une belle cérémonie célébrée en la Paroisse Saint Joseph. De la cérémonie, Joséphine garde jusqu'à ce jour des enregistrements que sa famille en avait réalisés.

Lors de la cérémonie, le Cardinal Malula a lancé une phrase qui est restée célèbre auprès des sœurs et de nombreux fidèles présents « Botala bango na miso ya boyambi »[5]. Joséphine raconte : « très belle cérémonie à l'issue de laquelle je suis allée fêter en famille ; puis, rien qu'avec les parents, nous avons eu une fête, le même jour, au Noviciat. Cela parce que le même jour, il y a la cérémonie d'accueil de nouvelles novices de première année. Nous sommes allées, toutes, habiter à la maison Sainte Thérèse, à Limete, pour attendre nos affectations. J'ai été affectée à Kinkole et nommée secrétaire de la sœur Buanga, nouvelle maitresse du noviciat. J'habitais donc Kinkole et allait travailler à Righini, au Noviciat.[6] Je suis restée à Kinkole pendant deux ans. Après quoi, j'ai été nommée secrétaire, à la section humanités, au Complexe Scolaire Cardinal Malula pendant deux ans, avec comme résidence à la Cité Salongo. Puis, j'ai été nommée intendante au lycée Boyokani à Yolo. De là, j'ai été nommée comme intendante à l'archevêché ».

---

[5] Désormais « regardez-les (les nouvelles religieuses) avec les yeux de la foi »

[6] Le trajet est assez énorme, puisque Kinkole est à l'Est et Righini légèrement vers le nord de la ville de Kinshasa. Une distance, approximativement, de 70 km, aller simple, qu'il fallait entreprendre quand on connait les routes et les moyens de transport de Kinshasa…

Un fait important

Mercredi 14 juin 1989. La République du Zaïre se réveille par des pleurs : son vaillant pasteur vient de rendre l'âme. Le Cardinal Joseph-Albert Malula, aux soins à Louvain/Belgique, vient de mourir. Il portait plusieurs casquettes. De l'archevêque de Kinshasa, en passant par son rôle ardent dans l'ecclésiologie africaine, il est aussi, pour Joséphine, le fondateur de la congrégation à laquelle elle appartient. On se rappelle que c'est lui qui l'a accompagnée jusqu'à la maison Sainte Thérèse quand elle avait exprimé son désir de devenir religieuse. C'est donc un « *père* » qui s'en va. On peut imaginer la douleur de Joséphine. « Cet événement a beaucoup marqué ma vie religieuse. En apprenant sa mort, nous étions vraiment tristes. A l'époque, je travaillais comme intendante à l'archevêché, en remplacement de la sœur Hortence Penenge, qui avait accompagné le Cardinal en Belgique pour les soins. J'étais, en fait, intendante ad interirm. En l'absence du Cardinal malade, nous travaillions en étroite collaboration avec le chancelier de l'époque, l'Abbé Charles Makengo. C'est donc moi, comme intendante, qui me suis occupée de toute la logistique après la mort de cet éminent personnage. J'avais ainsi les clés de tous les appartements et étais présente quand il fallait « vider » ses appartements. Je n'oublierai pas ce matin du 14 juin 1989. Nous nous trouvions dans notre communauté de Yolo quand la nouvelle, comme une bombe, est tombée sur la ville de Kinshasa. C'était des cris de pleurs dans la communauté. Quelques paroissiens de Saint Gabriel nous ont rejointes et nous avons pleuré ensemble ». L'histoire venait de prendre un autre tournant. Le miroir venait de se briser !

Heureusement que dans l'Eglise, les hommes peuvent passer, parce qu'intendants, mais la force de l'Evangile et l'impulsion de l'Esprit Saint font que l'Eglise puisse continuer. Un pasteur s'en est allé, un autre arrive. La gestion de l'archidiocèse est confiée à Monseigneur Moke, un des auxiliaires du cardinal défunt. Joséphine continuera son travail d'intendante jusqu'en 1990, l'année de son admission au « troisième an »[7] pour préparer ses vœux perpétuels.

Le « troisième an » : année de grands changements

Cette étape est assez spéciale parce qu'elle arrive après un long temps de vie active. Durant une année, tout devrait s'arrêter. Pas de sortie ni de visite. Le temps est consacré à la prière, aux cours et à la vie communautaire. « *Nous avions des cours donnés par des prêtres dont les formateurs du grand séminaire Saint André Kaggwa*[8] *et quelques fois, nos évêques aussi passaient pour telle ou telle intervention, académique ou spirituelle. De neuf du début,*

[7] Cette étape est cruciale dans la vie religieuse des thérésiennes de Kinshasa parce qu'elle comprend toute une année de formation, cloîtrées dans un cadre spécifique, appelé « troisième an » (un peu comme pour dire lieu où l'on va acquérir, sinon affirmer sa maturation accomplie dans la vie religieuse) ; c'est en quelque sorte « une troisième année » du noviciat

[8] Grand Séminaire de Philosophie de l'Archidiocèse de Kinshasa, situé non loin du cadre qui accueille les sœurs thérésiennes en préparation des vœux perpétuels

nous étions sept à être admises au troisième an. La sœur Beya ayant rejoint un autre groupe et, malheureusement, la sœur Dénise a décidé de quitter la vie religieuse. C'est donc à sept que nous émettons nos vœux perpétuels en la Cathédrale Notre-Dame du Congo. Du postulat, noviciat et troisième an, les expériences sont à la fois communes et uniques. Communes parce qu'il y a un prolongement ; uniques parce que l'intensité change. Au troisième an, par exemple, il y a une intensification de l'adoration. Nous avions adoration tous les jours. La sœur Buanga, « mama koko » était notre maitresse. A côté des cours et de la vie communautaire à mener, il y avait aussi le travail des champs. Nous devrions produire nos propres légumes. Nous avions messe chaque jour et, comme la paroisse Saint Albert n'existait pas encore, notre chapelle était « ouverte » à certains habitants du quartier ».

Un mois avant la date de l'émission des vœux, il y a une étape importante : le « *kikumbi* »[9], cérémonie au cours de laquelle on s'imbibe de « *ngola* »[10]. Chaque parent devait, au cours de cette cérémonie, dire s'il consentait (toujours) que sa fille émette les vœux perpétuels. Après la cérémonie, comme le nom l'indique, les sœurs s'enfermaient. Plus personne ne pouvait les voir et ce pendant un mois. Le *ngola* avait pour option de les purifier.

La cérémonie des vœux est grandiose. La cathédrale est remplie. Parents, amis et consœurs ont fait le déplacement. Les parents sont invités à confirmer leur

---

[9] « Enfermement, retrait total »

[10] Sorte de pierre qui, mélangée à l'eau, donne une pâte que les religieuses appliquent sur tout le corps. Traditionnellement, cette pratique sert à embellir la peau, souvent de la future mariée

consentement. La cérémonie achevée, il y a eu une grande fête en la maison sainte Thérèse.

Entretemps, l'archidiocèse de Kinshasa avait eu un nouveau pasteur, Mgr Etsou, qui deviendra cardinal par la suite. Joséphine sera son intendante, en plus d'être celle de la résidence de l'évêque auxiliaire, devenue émérite. Elle gardera en même temps aussi son travail comme économe au Noviciat.

Un peu fatiguée et voulant expérimenter autre chose, Joséphine, en 2000, demanda au Cardinal-Archevêque, d'entreprendre des études. Ce dernier accepta *difficilement* tant il appréciait le travail de la sœur Joséphine, à l'archevêché. C'est donc parti pour quelques années d'étude. C'est à l'Institut Supérieur de Commerce (ISC) qu'elle entreprend ses études de graduat[11] en secrétariat de direction. A l'issue de ses études, qui ont duré trois années, elle est nommée intendante à l'école des frères maristes à Binza. Les sœurs thérésiennes ayant une maison dans ce quartier, c'est donc là qu'elle va habiter. Elle y travaille pendant cinq ans puis se voit confier, encore l'intendance, mais cette fois-ci de l'école Sainte Thérèse de Binza. Après, elle est nommée assistante paroissiale à la paroisse universitaire Notre-Dame de la Sagesse, sur le site de l'université de Kinshasa. Nous sommes en 2012.

Cette partie était donc consacrée à la vie de Joséphine comme enfant, aspirante, postulante, novice, jeune religieuse puis religieuse à vœux perpétuels, avec

[11] Bachelor

des *fonctions* presqu'identiques pour le bien de la communauté avant d'entamer des études.

Elle a résumé, elle-même, ainsi cette première partie : « *en relisant toute ma vie du postulat en cette période-là (2012), des choses ont beaucoup changé dans ma vie. J'ai beaucoup appris de la spiritualité de Thérèse, spécialement son humilité. Les couvents resteront, pour moi, des lieux de sanctification. J'ai appris aussi à prier, à entrer en intimité avec Jésus. Je n'oublie pas le sens de la fraternité. On s'occupe les unes des autres, dans la joie comme (et surtout) dans la douleur. Je n'oublierai pas le soutien de ma famille durant toutes ces années-là* ».

DEUXIEME PARTIE :

QUAND ARRIVE LA MALADIE

Genèse d'une souffrance

Un jour de 1997, une petite bosse apparait sur la tête de Joséphine. Chaque fois qu'elle se fait tresser, elle ressent des fortes douleurs. Elle en parle à sa supérieure qui lui suggère de se rendre à l'hôpital. Elle va donc se faire ausculter à l'hôpital Saint Joseph. Après quoi, le médecin décide de l'opérer. La date est fixée. C'est un jour du mois de mars. Arrivée à l'hôpital, le médecin laissera à ses étudiants de procéder à l'opération, sous sa « *supervision* ». « *C'est sous anesthésie locale, installée sur une chaise, que je me fais opérer. Pendant toute l'opération, je ressentais des douleurs* ». L'anesthésie n'avait pas bien pris ? Qu'est-ce qui s'était passé ? L'opération semblait vraiment s'éterniser et Joséphine criait des douleurs.

L'opération terminée, le médecin mit « *la chose* » retirée, dans la poubelle, sans la moindre préoccupation de l'examiner pour en savoir davantage. Selon lui, « *il s'agissait juste des graisses* ». Joséphine a dû se faire couper les cheveux à l'endroit opéré. Une petite semaine de repos post opératoire ; puis la revoilà sur le chemin du travail. La vie reprend son cours.

Vers la fin de la même année 1997, la douleur reprend au même endroit. Elle prend des calmants qui ne tranquillisent que provisoirement sa souffrance.

En 1998, elle ne pouvait plus supporter la douleur. Elle retourne voir le médecin qui l'avait (fait) opéré. Le verdict est sans appel : une nouvelle opération. Même lieu, même endroit à opérer et, donc, mêmes étudiants pour s'y faire. Ils étaient deux et l'un d'eux s'appelait Martin. Après l'opération, Joséphine leur a même demandé pourquoi n'avaient-ils pas eu à faire l'*anapath*[12] de la « *graisse* » retirée ? Comme réponse, ils lui ont dit qu'il n'en était rien d'autre que de la graisse parce que, selon eux, Joséphine en consommait beaucoup.

Avec le recul, cet examen aurait permis de découvrir la maladie et ainsi la soigner, surtout qu'elle aurait été en ses débuts. Hélas !

Changement de médecin

En 2001, Joséphine est aux études à l'Institut Supérieur de Commerce et réside dans la communauté thérésienne de la Gombe. Les douleurs recommencent. Elle retourne consulter le même médecin mais refuse une troisième opération. Entretemps, l'évêque auxiliaire qui a appris l'échec de deux premières opérations, recommande la sœur au docteur Nzamushi. Joséphine va le rencontrer, accompagnée de la sœur Gertrude qu'un goitre dérange. Le diagnostic posé, le médecin décide de procéder à l'opération, non pas à Mama Yemo (hôpital général de Kinshasa) mais à la clinique Bondeko où il travaille les mercredi et vendredi. C'est donc un mercredi que Joséphine est reçue en

[12] Anapath est la conjonction abrégée d'anatomie et de pathologie. C'est la partie de la pathologie dédiée à l'étude morphologique des anomalies macroscopiques et microscopiques des tissus biologiques et des cellules pathologiques prélevés sur un être vivant ou mort

consultation par le médecin. L'opération est programmée.

Contrairement aux deux opérations précédentes, c'est le docteur Nzamushi lui-même qui l'opère et la met sous anesthésie générale. L'opération prend un peu plus de temps. Elle reste deux semaines à l'hôpital. Le docteur a pris soin de garder « *la chose* » retirée et la confie à la sœur économe pour la déposer aux cliniques universitaires en vue des examens poussés. La sœur économe ayant des courses à faire, préfère les terminer avant de se rendre aux cliniques. Malheureusement pour elle, elle se fait voler, au grand marché de Kinshasa, la boite dans laquelle se trouvait la substance.

Le docteur Nzamushi attendait les résultats dans les quinze jours. Résultats qui n'arriveront jamais. Informé de la mésaventure, le docteur regretta amèrement. On se demande bien ce qu'il regrettait : le fait que la boite ait été volée ou son « *imprudence* » d'avoir confié une telle « chose » à quelqu'un qui n'était pas du domaine médical ! C'est dans cette atmosphère que Joséphine quitte l'hôpital.

En 2007, la même douleur revient. Le docteur Nzamushi la reçoit et l'opère à nouveau. Ayant retenu la leçon, il confie, cette fois-ci, la substance retirée, à sa secrétaire pour l'emmener à l'Omo Médical, un centre de santé à Kinshasa, où travaille un de ses amis, récemment rentré des études de l'Université Catholique de Louvain. Après les examens, le verdict conclut à des « *lésions* ». Cinq années après, soit en 2012, le docteur procède à sa troisième opération. A l'issue de cette opération, il conclut qu'il s'agit d'une tumeur. Il décide de s'entretenir avec la mère générale de l'époque qui, malheureusement, n'a pas eu le temps matériel de répondre à l'invitation du médecin.

Le docteur prit soin, quand même, de remettre à sa secrétaire, deux exemplaires de son rapport médical que celle-ci devait transmettre à la mère générale et au nouveau Cardinal archevêque de Kinshasa, qui a remplacé le précédent, décédé en janvier 2007. Le rapport transmis à la mère générale ne fait pas immédiatement l'objet de discussion au niveau du conseil. C'est lors d'une retraite, en fin d'année, chez les Scheutistes, que terrassée par les douleurs, Joséphine décide d'ôter son mouchoir de tête. Elle n'arrivait pas à dormir car la douleur était trop forte. Elle va se confier à un membre du conseil de son état. Elle en profite pour lui demander si, dans l'entretemps, elles ont examiné le rapport médical que le docteur leur a envoyé. Les deux vont être étonnées : la sœur membre du conseil de n'avoir rien sur et Joséphine parce que beaucoup de jours se sont écoulé depuis l'envoi dudit rapport.

Elle est obligée d'aller encore en consultation parce que la douleur devient de plus en plus insupportable. Le docteur Nzamushi lui dit ne plus pouvoir l'opérer par crainte d'une issue fatale. C'est ce qu'il avait déjà, presqu'une année avant, exprimé dans le rapport qu'il avait établi après l'opération. Entretemps, la douleur ne s'arrête pas. La sœur ne pouvait plus dormir. Pour essayer de se reposer, la nuit, elle devait s'asseoir sur une chaise, poser sa tête sur un oreiller.

CMK, étape de plus

Un jour, la mère générale lui demande de se rendre au CMK (Centre Médical de Kinshasa, un hôpital bien équipé et crédible) pour se faire consulter. Le verdict tombe : son état nécessite des soins bien appropriés qu'elle ne peut recevoir sur place. Elle doit donc être évacuée pour l'étranger. Le médecin lui fait une prise de sang. Il établit un document par lequel il sollicite, en insistant, que la sœur soit rapidement prise en charge à l'étranger. Une période sombre s'ouvre. Les responsables se retrouvent donc avec deux rapports médicaux. Leur réaction se fait attendre…C'est une période assez triste pour Joséphine.

« *J'ai beaucoup souffert durant cette période quand je me rendais compte que l'on semblait négliger ma souffrance. Je tiens à remercier de tout cœur les sœurs Antoinette et Florence. La première de m'avoir soutenue à garder mon calme et espoir pour des soins à l'étranger. La deuxième pour son investissement personnel dans les démarches en vue de mon voyage en Belgique* ». La sœur Florence, en effet, se trouvait en Belgique pour des études à la faculté de Psychologie de l'Université Catholique de Louvain. Elle avait donc la facilité de côtoyer un certain nombre des membres du corps professoral dont certains sont des médecins. Les démarches entamées avançaient bien, sa douleur aussi. L'usure de l'attente incertaine l'avait beaucoup nuit. Joséphine perdit ainsi beaucoup de kilo.

Le visa lui est accordé. Malgré cela, les autorités ne semblaient pas bien se décider sur son voyage.

Finalement, la commissaire générale[13] la reçut. La date du voyage est effectivement fixée au 2 juin 2013.

Autre lieu, autre expérience

La sœur Joséphine arrive donc à Bruxelles. Un problème l'accueille : où va-t-elle loger ? Heureusement, pour elle, un prêtre de Kinshasa, curé de paroisse dans le brabant wallon, l'Abbé Denis, accepte de la loger dans sa cure, provisoirement. L'Abbé prit soin d'indiquer à la sœur le chemin qui conduit de sa cure aux cliniques universitaires Saint Luc où la sœur devait se faire soigner. Quelques jours après, l'Abbé doit se rendre à Kinshasa pour des vacances. La sœur reste donc toute seule dans la cure, alors qu'elle vient à peine d'arriver.

Elle commence donc à se rendre, toute seule, aux cliniques Universitaires Saint Luc pour des consultations. Le résultat tombe. La sœur est convoquée donc pour le découvrir. Le rendez-vous est fixé à neuf heures. Une chose l'intrigue fortement. D'ordinaire, le médecin est ponctuel lors des rendez-vous. Ce jour-là, le rendez-vous prévu à neuf heures, elle sera reçue à onze heures.

---

[13] Les autorités ecclésiastiques ont décidé de nommer une commissaire générale pour assurer la gestion de la congrégation en attendant l'élection d'une nouvelle mère générale.

Une nouvelle, pas plaisante

Une autre surprise, de taille cette fois-ci, l'attendait dans le bureau du médecin. Au fait, elle n'est pas reçue dans son bureau mais dans un local où un « *comité d'accueil* » l'attendait. On lui annonce qu'elle a une tumeur au cerveau, synonyme de cancer de cerveau. Décision : elle doit être opérée. Le « *comité d'accueil* » était composé des médecins et des psychologues. Ce n'était pas une bonne nouvelle qu'on venait de lui annoncer. Le *comité* l'exhorte à garder courage pendant qu'elle pleurait de toutes ses larmes. A la sortie, elle retrouve une de ses consœurs qui l'attendait. Celle-ci l'exhorte aussi à tenir bon dans cette dure épreuve.

La voilà seule, sur le chemin de retour. « *Je pleurais toute seule, en cours de route. Je ne me rendais même pas compte des feux que je brûlais en traversant. Un chauffeur m'a même klaxonnée. A un certain endroit, j'ai rencontré un monsieur qui m'a demandé pourquoi je pleurais en cours de route. Je lui explique qu'on venait de me diagnostiquer un cancer au cerveau. Le monsieur me consola en me demandant de tenir bon, surtout de faire attention sur les voies publiques. J'arrive finalement à la maison. L'Abbé Honoré est passé, presque par hasard, et me trouve dans ma tristesse. Il me demanda pourquoi j'étais si triste. Je lui explique. Il me proposa de nous rendre à la chapelle pour prier. Nous avons prié ensemble et lui s'en alla. Je suis restée seule dans la chapelle. J'ai donc demandé à la Vierge Marie de m'obtenir la paix du cœur et la grâce d'accepter ma maladie. A la fin de la prière, j'ai ressenti une grande paix intérieure et mes larmes ont cessé de couler. Dans ma solitude, l'Abbé curé étant à Kinshasa, je souffrais et me posais beaucoup de questions. Puis un jour, l'Abbé François, de passage, vint rester avec moi. Qu'il soit vivement remercié pour son soutien ».*

Joséphine continue de s'offrir à la bonté de Dieu. Entretemps, les médecins préconisent de commencer par une chimiothérapie. Les séances débutent en septembre 2013. L'Abbé Denis est rentré, entretemps. Il jugea bon que la sœur aille habiter dans leur communauté à Bruxelles pour des facilités de déplacement vers l'hôpital. Les médecins ont arrêté quinze séances de chimiothérapie. «*J'allais à l'hôpital une semaine avant la date de la chimio ; on donnait un produit que je devais garder pendant toute la semaine puis la chimio arrivait par la suite. Après ces quinze séances, lourdes et pénibles, de chimiothérapie, je devais être normalement opérée, selon ce que les médecins avaient préconisé au début. Curieusement, ils ne se mettaient plus d'accord car les examens pratiqués après les séances de chimio, avaient démontré de gros risques en cas d'opération. Et mon cas leur était tout à fait nouveau. Ils hésitaient donc pour pratiquer l'opération ».*

Néanmoins, une date est annoncée pour l'opération : le jeudi 17 avril 2014. Mais la discordance des vues entre médecins ne cessait de croître. Ils décidèrent donc de confier Joséphine à une clinique allemande pour s'y faire opérer. Cependant, un des médecins, docteur L., reçoit Joséphine pour en discuter et trouver une solution médiane. Aller en Allemagne où Joséphine ne connait personne ni la langue n'est pas une bonne solution. Docteur L. suggère donc de demander à ses collègues de faire venir le(s) médecin(s) de l'Allemagne aux cliniques Saint Luc. Et contre toute attente, l'opération du 17 avril est annulée. Et pourtant Joséphine s'était déjà très bien préparée.

Un jour, restée seule dans la communauté, la sœur reçoit la visite de l'Abbé Alphonse, qui venait d'arriver à Bruxelles et avait appris qu'une sœur était malade. Il l'exhorte et la convie à des messes qu'il organise quotidiennement. La communauté de la sœur se trouvait dans le même bâtiment où logeait l'Abbé.

L'heure de la décision

Les médecins se mettent enfin d'accord. Ils reçoivent la sœur pour lui expliquer le déroulement de l'opération et les risques qui pourraient en découler : la cécité, la perte de la parole ou la chaise roulante. L'opération devait durer vingt-cinq heures, fractionnées en deux moments. La rencontre avec l'anesthésiste était bénéfique pour avoir plus d'informations. Elle rentre à la maison, attendant la date de l'opération.

Le 15 juin, par un coup de téléphone, la sœur est informée que l'opération aura lieu le mardi 17 et qu'elle devait être hospitalisée la veille. Avec l'Abbé Alphonse, ils prennent le temps de prier puis elle se rend aux cliniques. Elle est bien reçue au huitième niveau du somptueux bâtiment des Cliniques Universitaires Saint Luc.

Comme d'habitude, les infirmiers passent la préparer. Ils vont lui raser toute la tête, l'habiller et lui expliquer de petites dispositions, nécessaires à pareilles circonstances. Le chirurgien arrive lui-même aussi. Il discute avec la sœur et marqua, par un feutre, les endroits qu'il fallait toucher. Il lui annonce la présence de plusieurs personnes pendant son opération car son cas est très rare. Et souvent, dans des pareilles circonstances, une certaine *curiosité* naît et le cas se transforme en un sujet et/ou objet de recherche. Le chirurgien lui demande si elle préfère être endormie déjà dans sa chambre pour ne pas voir tout ce monde. Ce que la sœur refusa, jugeant que la présence de ces gens n'allait pas la déranger.

Un grand jour

Le matin du 17 juin 2014, le grand jour de l'opération, les infirmiers réveillent la sœur déjà à six heures du matin. Elle prend une douche. Les infirmiers, qui l'attendaient, la placent sur le lit. A 6 heures 45, destination la salle d'opération. L'opération est prévue pour 7 heures 00'.

Effectivement, il y avait du monde. Les médecins avaient fait signer un document à la sœur comme quoi elle avait pris connaissance des risques éventuels et que, malgré cela, elle avait accepté d'être opérée. « *J'étais un peu inquiète de la présence de tous ces médecins. Je fis ma petite prière avant d'être transférée sur la table d'opération. Le médecin arrive et me demande de faire une prière* »[14]. A 7 heures 00,

[14] Généralement, dans la mentalité occidentale, cela voudrait dire « prépare-toi à l'issue fatale qui t'attend ». Il n'y avait probablement pas une connotation chrétienne dans cette invitation du médecin.

toute l'équipe est en place. L'opération peut commencer.

Sur la table d'opération, avant que l'on ne commence, « *des larmes traversent mes yeux et une douleur envahit mon cœur. Mais je suis restée toujours confiante. Je dis à Maman Marie 'Je sais que tu as déjà envoyé des anges dans ce lieu et toi-même aussi tu es là. Je ne crains absolument rien'* ».

L'opération a duré douze heures. La sœur est transportée alors aux soins intensifs. Ceux qui l'ont vue, aux soins intensifs, rapportent qu'elle avait un air horrible avec une tête gonflée, la langue pendante. Elle était méconnaissable et très agitée. On a dû l'attacher à son lit.

« *Je n'entendais rien et ne pouvais même pas parler* ». Cela a duré trois jours. Le quatrième jour, la sœur se réveille et demande à une infirmière de la détacher. L'infirmière va chercher le médecin parce qu'elle ne pouvait rien faire sans sa permission. Le médecin arrive et suggère que l'on détache la sœur et lui enlève tout ce qui l'encombrait, à onze heures. « *Mes yeux étaient donc totalement braqués sur l'horloge, attendant avec impatience cette onzième heure parce que j'étais dans une situation inconfortable* ».

A onze heures, l'infirmière vient donc tout détacher. Le médecin arrive. Il la salue. D'un air étonné et surpris, il voulait s'assurer que la sœur le reconnaissait. Tu me vois ?, lui demande-t-il. Bien sûr, dit la sœur. Qui suis-je, alors, continua le médecin. Vous êtes le docteur F. Il était totalement ébahi, comme s'il venait de voir un fantôme. Il suggère qu'on fasse passer à la sœur un IRM de la tête. Une des infirmières présente, apprit que Joséphine était religieuse, vint lui dire qu'elle avait, elle aussi, une sœur qui était aussi religieuse à Rome. Dès lors, elles ont sympathisé, elle et Joséphine. L'IRM terminé, la sœur est conduite dans sa chambre.

On avait posé un lambeau[15] dans sa tête. Le médecin suggéra d'attendre voir si le lambeau aller rester bien en place et après il fallait procéder à la deuxième partie de l'opération. La date était prévue pour le 12 juillet mais le docteur l'anticipa au 7 juillet 2014. C'était un lundi. La première opération a consisté à déblayer le terrain, à préparer les possibilités de retirer la tumeur. La deuxième opération va donc consister à retirer la tumeur. Ceci pour la simple raison que la tumeur était très confinée et donc difficile à atteindre. Ils finissent par l'extraire. La sœur reste à l'hôpital pendant deux mois. Le médecin l'oblige à aller en repos ailleurs que dans sa communauté, question d'éviter toute infection.

« *Je suis allée me reposer à SPA*[16] *pendant un mois. Après cette deuxième opération, je commençais à bien me sentir et surtout à bien dormir. Quelques temps après, en 2016, j'étais surprise de remarquer que mon oreiller avait toujours un liquide au réveil, comme si là où j'étais opérée, un 'trou' s'était formé* ». La sœur décide alors de rentrer chez le médecin. Au départ, le médecin dit que cela était tout à fait « *normal* ». Mais cela devenait de plus en plus persistant. Entre octobre

---

[15] Morceau de chair retiré à une partie du corps pour le placer ailleurs.

[16] Spa est une ville francophone de Belgique située dans la province de Liège en Région Wallonne

et novembre 2014, après le repos à Spa, la sœur a dû subir une radiothérapie. Et lorsqu'en mars 2016, elle constate ce « *trou* », le médecin lui dit que c'était tout à fait normal et que cela était dû à la radiothérapie. En effet, la chaleur que la radiothérapie dégage, a fini par ramollir la peau, provoquant ainsi une déchirure qui laisse ainsi passer ce liquide. Il fallait donc opérer.

C'est ainsi que, dans le courant du mois de décembre 2016, en deux semaines, la sœur a dû subir quatre nouvelles opérations qui consistaient à « *boucher* » ce « *trou* » qui laissait passer ce liquide. La sœur passe ainsi les fêtes de Noël et de Nouvel an, entre salle d'opération et chambre d'hôpital.

Cette série d'opérations a laissé de grosses empreintes, presqu'indélébiles, dans et sur sa tête. Elle en souffre énormément, même si, comme toujours, elle ne laisse rien transparaitre. Elle faisait pitié. Elle ne fait plus pitié. Elle a une manière de vivre qui ne vous laisse pas le temps de vous apitoyer sur son sort. C'est elle qui vous reçoit, sourire radieux et largement déployé, lorsque vous allez la voir.

Cependant, cette série d'opérations, sa maladie, les douleurs qui en découlent, toute cette partie de sa vie bouleversée par la souffrance, ne l'ont pas laissée indifférente. Il est certain qu'elle en a tiré des leçons.

TROISIEME PARTIE :

LECONS RETENUES

Cette partie est tellement personnelle que je préfère retranscrire, ici, l'intégralité, sans interprétation, de notre troisième et dernier entretien avec la sœur qui, je dois l'avouer, répondait avec son cœur.

Qu'as-tu retenu comme leçon, durant cette expérience douloureuse de la maladie, en tant qu'être humain ?

J'ai été, et je le suis encore, très affectée par ma maladie. Je me demandais bien comment, en l'espace de quelques années, j'ai dû subir autant d'opérations, très lourdes et délicates, au même endroit sans une issue prometteuse. Je ne condamne personne mais je me dis simplement que c'est dur comme situation. En même temps, il y a le côté fraternité qui en était aussi bouleversé. Le soutien de la congrégation et de la communauté a, parfois, fait défaut.

Evidemment, chacune de nous a ses occupations, certes, mais cette attention à apporter à une personne malade manque parfois.

As-tu eu peur de la mort ?

Bien sûr que oui. Cependant j'avais déjà confié ma maladie à la Vierge Marie. Et donc je suis d'une très grande assurance. Ce qui fait que tout ce que les médecins me disaient ou me disent, je le reçois en souriant. Cela les surprend toujours et ils me le font remarquer. Ils me demandent toujours « comment fais-tu pour garder le sourire malgré ton état et les nouvelles qui en découlent ? Je leur dis toujours, je suis une croyante et je sais que mon Dieu est au-delà de tout.

Et ce qui est curieux, c'est que maintenant, les médecins et infirmiers, parfois, viennent me confier leurs intentions de prière pour un enfant qui va naître, un souci en famille….

Tu as donc un peu bouleversé leur certitude…

Probablement. Quand je devais être opérée pour la deuxième fois, opération au cours de laquelle on devait retirer la tumeur, les médecins m'avaient dit que mes chances de survie étaient très minces. Alors, en route pour la salle d'opération, je lisais l'émoi sur les visages des infirmiers, mais moi je souriais. Ils se sont dit certainement que celle-là est folle, sourire alors qu'elle sait bien qu'elle va probablement vers la mort. Ils me disaient presqu'adieu…mais ce n'était qu'un au revoir…

Comment ont-ils réagi en te (re)voyant après l'opération, vivante ?

Ils étaient certainement étonnés et sont même venus se « confesser » que pour eux, c'était un chemin de non-retour. Je leur ai dit 'les médecins sont des scientifiques, ils agissent selon leur intelligence. Mais il y a un Dieu qui est plus fort, c'est lui qui décide du début comme de la fin de toute vie'.

Que représente désormais la maladie pour toi ?

Avant toute chose, je retiens que Dieu est bon. La maladie n'est pas une fin en soi. Ainsi, la toute première chose à faire, en cas de maladie, (surtout quand on la dit incurable), c'est l'accepter. Accepter son état et, par la suite, l'offrir à Dieu. C'est ce que j'ai fait. Cela m'a apporté une très grande paix et je pouvais dès lors dire à tout le monde de quoi je souffrais. Ce que je ne pouvais faire avant. Je pouvais sourire, vivre normalement. Je me disais que, même si je devais mourir, au moins Dieu m'a fait grâce en me donnant un temps précieux pour me préparer.

Donc, ta relation avec Dieu a changé… ?

La maladie m'a davantage rapprochée de lui. J'ai pu assumer toute la peine que j'ai eue pour voyager, combien et comment on avait rendu ce voyage, pour des soins médicaux, presqu'impossible. Certainement, Dieu a permis que je passe par là pour rendre service, à travers ma souffrance, aux autres qui sont en difficulté. C'est pourquoi j'ai accepté cet échange avec toi et qui sera publié. Dans ma maladie, j'ai redécouvert le visage très aimant de Dieu en entrant dans le mystère du pardon. J'ai ainsi pu pardonner à tous ceux qui, de diverses manières, m'ont offensée. Je ne regrette pas mon état actuel, même si je ne peux plus fonctionner comme avant (je dois beaucoup me reposer, pas porter des choses lourdes….).

Ton expérience, un exemple pour d'autres malades ?

Probablement. Cela pourrait les consoler et les solidifier. Ils pourraient ainsi comprendre combien est immense et intense l'amour de Dieu. Je me rappelle encore qu'à l'hôpital, plusieurs fois, les infirmiers sont venus me demander de parler à tel ou tel autre malade de mon expérience pour le rassurer. J'en profite pour remercier tous ces médecins et infirmiers pour leur dévouement.

Ces médecins sont d'une très grande gentillesse et humanité. En consultation, ils viennent eux-mêmes te chercher dans la salle d'attente, te conduisent au bureau, t'expliquent clairement ce que tu as et ce que lui peut faire. Ils prennent aussi le temps de t'écouter, de répondre à toutes tes questions. Ils t'expliquent de quoi tu souffres, les traitements à donner, les risques éventuels.

Tu es devenue, vraiment un « malade modèle » ?

On peut le dire. Du haut de mes dix opérations (cinq à Kinshasa et cinq à Bruxelles), j'étais vraiment, pour eux, un signe de courage et de persévérance. Je me considère vraiment comme un miracle.

L'expérience de la maladie a-t-elle impacté tes relations avec les autres ?

Vis-à-vis des autres, j'ai développé une autre vision. Désormais, quand quelqu'un me dit qu'il est malade, je ne minimise pas. J'encourage à aller à l'hôpital parce que je me dis si l'on n'avait pas « négligé » mes plaintes et rapports des médecins, on ne serait peut-être pas là où j'en suis. La douleur n'est pas universelle. Chacun la ressent en sa manière. Elle dépend d'une personne à une autre. Tel peut, à cause d'une grippe, s'aliter pendant des jours alors qu'un autre, dans la même situation, continuerait à vaquer à ses occupations.

Quelle a été la réaction de ta famille biologique ?

Je bénis Dieu pour ma famille biologique qui m'a beaucoup soutenue dans cette épreuve. Je disais même à ma jumelle qu'à ma mort, que ma dépouille ne reste pas longtemps. Si je meurs, par exemple, le matin, qu'on me porte en terre l'après-midi. J'ai dit la même chose à la sœur Antoinette Buanga qui m'a suggéré de mettre cela par écrit. Au fait, pourquoi je le dis ? Simplement, parce que je me dis toujours que si nous n'avons pas de moyens pour faire soigner les malades, et donc nous n'en aurions pas pour organiser de longues funérailles.

Si j'étais venue plus tôt, sinon à temps, les médecins d'ici en sont convaincus, on m'aurait totalement guérie. Hélas ! Les médecins étaient vraiment fâchés du fait qu'on ait mis autant de temps pour me libérer. Ils m'ont dit avoir connu un cas similaire avec une (autre) religieuse de Kinshasa, la sœur Matama, arrivée tardivement pour les soins alors que son état, pris en charge à temps, serait curable. Je fis semblant de ne pas la connaitre parce qu'ils voulaient, avec mon cas, porter plainte contre la congrégation pour non-assistance en personne en danger.

Et par rapport à toi-même, quel type de personne es-tu devenue ?

La maladie m'a permis de me retrouver. Je demandais chaque fois à Dieu si cette maladie devrait me conduire à la mort, qu'il fasse en sorte que je ne puisse pas beaucoup souffrir. Que je m'en aille dans la tranquillité, le temps où je suis encore lucide et possède encore quelques forces au lieu de parvenir à certains états qui nécessiteraient qu'on s'occupe de moi en permanence. J'ai donc pensé à tous ces malades qui font tout sur place, rendant un peu la vie difficile à leur entourage.

La maladie a aussi influencé la relation, ou le regard des autres sur toi ?

Eh oui, j'ai découvert combien était grand l'amour que les autres me manifestaient. Que ce soit chez l'Abbé Dénis ou ailleurs, j'ai vraiment été entourée. Les paroissiens de l'Abbé Dénis venaient régulièrement me saluer et m'encourager à tenir bon. De même, les habitants du centre Rafael[17]veillaient vraiment sur moi, m'apportant parfois de la nourriture, des fruits…Je me

[17] Un ancien hôpital transformé en appartements que les gens louent, dans lequel se trouve la communauté des sœurs thérésiennes de Bruxelles. On essaie d'y vivre une certaine communion spirituelle en organisant des messes et autres rencontres fraternelles

sens vraiment aimée. Cela m'aide beaucoup. De même aussi mes consœurs qui sont préoccupées de mon état.

Tu as presque frôlé la mort plusieurs fois. Que représente-t-elle désormais pour toi ?

Je me suis très bien préparée moralement et spirituellement. Cela dès le moment où les médecins m'ont dit que je pouvais partir à tout moment. J'ai eu à faire la paix avec mon entourage et aussi avec moi-même. J'ai demandé pardon et accordé mon pardon. J'ai un peu pleuré pour cela car, je disais à Dieu, qu'il m'était difficile de revoir tout le monde. J'ai également préparé ma famille biologique tout doucement. J'ai émis le vœu de ne pas avoir droit à des funérailles élastiques. Je meurs le matin, on m'enterre l'après-midi, même avec mes vieux draps et vêtements parce que nus, nous naissons ; nus, nous nous en allons.

As-tu pu écrire un testament ?

Plusieurs fois, je me suis senti vraiment à bout, vraiment à la fin de ma vie. C'est comme cela que je dis à ceux qui me fréquentent, que mes funérailles ne puissent pas durer. Je dis à la sœur Noëlla que si je mourrais à Bruxelles, et que l'on devait rapatrier mon corps, on arrive à Kinshasa le soir, qu'on m'enterre le lendemain matin.

La mort t'effraie ?

Pas du tout. Je ne regrette plus rien. Je fais une lecture positive et spirituelle de ma souffrance. Parce qu'au fond, je me sens guérie par Dieu à travers la paix qu'il m'a donnée. Même si mon corps porte des séquelles, mon cœur et mon âme sont joyeux parce qu'ils sont prêts à rencontrer le Créateur. Je vis joyeusement ce moment d'attente.

Rien n'a donc changé dans ta personne ?

J'ai appris à rester ferme dans ma foi en Dieu. L'acceptation de la maladie est un impératif. Je n'ai pas cherché à savoir d'où est venue cette maladie ni pourquoi...Je l'ai acceptée comme telle.

Et ta relation avec d'autres personnes malades ?

Je leur dis toujours de rester forts et d'espérer. Surtout qu'il y a cette différence de conception de la souffrance entre les africains et les européens. Dans mon état, certains européens auraient préféré la mort (Par l'euthanasie...) alors que les africains, nous, nous savons garder espoir jusqu'au bout. Mais il arrive un moment où les forces s'épuisent. Malgré cela, il faut toujours croire et encore et encore.

C'est quoi alors, maintenant, la maladie pour toi ?

La maladie est une réalité. Si quelqu'un me dit que je suis malade, je réponds toujours que c'est ma partie physique qui souffre. Avant toutes choses, il y a l'acceptation de ma maladie. Et je bénis Dieu pour le temps qu'il m'accorde pour me préparer à l'éventualité de la mort. Toute maladie peut conduire à la mort.

Cependant, cela dépend surtout pour la personne, du moment où cela arrive. Beaucoup de personnes meurent, de fois, d'une petite grippe brusque, qui ne leur laisse même pas le temps de se préparer. Moi, par contre, le Seigneur m'a accordé la grâce d'avancer, bien préparée et, comme je l'ai dit, joyeuse et prête à aller à sa rencontre.

Et pourquoi avoir accepté de raconter ton expérience dans ce livre ?

Très souvent, dans notre culture africaine, même pour les consacrés, nous pensons toujours que la souffrance dépend de quelqu'un, provient d'une autre personne. Et pourtant, moi, je suis convaincue que la maladie arrive quand elle doit arriver. Et mon expérience pourrait aider d'autres personnes à avoir une conception nouvelle de la maladie qui est juste un moyen, une des voies, surtout pour nous les chrétiens, d'aller à la rencontre de notre Créateur, et non une fin, une fatalité.

Souffrir loin de tiens (parents, amis…) a pesé ?

Bien sûr mais je me disais bien que même autour ou au milieu d'eux, quand l'heure sonne, je m'en irai toute seule. Je sais que ma famille et mes amis prient pour moi. Moi aussi, je prie pour eux. Je m'abandonne joyeusement à la souveraine volonté de Dieu, maitre de tout.

QUATRIEME PARTIE :

ILS ONT PARLE D'ELLE

Cette partie comprend différents témoignages recueillis auprès des amis, consœurs, personnel soignant et des membres de famille de la Sœur Nzuzi. J'aurais voulu en faire une synthèse mais je me suis proposé de les publier entièrement, de façon à permettre aussi bien à la Sœur Nzuzi qu'à d'autres personnes, dans son état, de sentir combien nous pouvons marquer notre entourage par des gestes parfois furtifs de la vie.

On remarquera que certains « témoins » ont tenu à leur anonymat. Ce qui est légitime. L'essentiel, en effet, n'est pas de savoir qui a écrit quoi, mais ce qui est écrit. C'est cela qui importe, me semble-t-il.

Je remercie ces cœurs qui se sont exprimé. Je tiens à préciser que tout témoignage est de la responsabilité de son auteur.

A maladie exceptionnelle, malade d'exception

J'ai rencontré Madame[18] Nzuzi aux Cliniques Universitaires Saint Luc où je travaille depuis quelques années. Pour moi, c'était un « cas habituel » parce que je collabore avec le service d'oncologie. Ma rencontre avec elle a donc été celle d'un médecin et de sa patiente.

Mais très vite, les choses vont changer. Madame Nzuzi présentait des signes étonnamment inquiétants sur le plan médical. Je ne peux tout évoquer, soumis au secret médical, mais toute notre équipe était très surprise qu'elle puisse être encore en vie, au regard des résultats obtenus des examens qui ont été faits. Ce fut la première surprise. Je ne savais pas, au début, qu'elle était religieuse.

Au fil des temps, j'appris qui elle était. Le traitement à lui administrer était lourd et, nous avons eu du mal à nous accorder, car les risques étaient très développés. Cependant, nous ne pouvions pas la laisser sans soin. Elle fut prise en charge avec plus d'attention.

Comme d'habitude, nous avons été obligés de lui révéler les risques « évidents » qui devaient advenir, pensions-nous, dans les jours qui allaient suivre son opération. Faut-il le dire, l'opération elle-même était très délicate…

Je me souviens avoir eu une petite discussion avec un confrère, l'avant-veille de son opération. Tous

---

[18] En Belgique, il est courant de désigner « toute » femme par « madame », fût-elle célibataire ou religieuse.

les deux, nous étions très inquiets par rapport à elle. Mon confrère me dit « cher ami, c'est une religieuse du Congo. Là-bas, ils sont très croyants ». C'est comme cela que j'appris qu'elle était religieuse.

Après les premiers moments délicats des opérations à haut risque et surtout l'évolution « positive » de son état, qui a fait mentir tous les risques immédiats que nous craignions, je me suis dit qu'effectivement, « quelque chose » de pas « normal » s'était produit. Elle allait dans la salle d'opération avec joie, comme si elle y allait rencontrer quelqu'un. Les infirmiers s'en étonnaient.

J'avoue que je ne suis plus chrétien. Je suis dans la franc-maçonnerie et comme scientifique, tout pour moi se justifie par la raison. Mais à travers l'expérience de Madame Nzuzi, j'ai appris à me convaincre qu'il y a une force supérieure qui régente nos actions.

Sa bonne humeur, son courage, sa « foi » m'ont vraiment ébloui. C'est une situation qui nous arrive très rarement, surtout dans le contexte occidental. Je suis heureux de l'avoir vraiment rencontrée. Je souhaite qu'elle soit encore et davantage heureuse et toujours joyeuse. Elle a une joie de vivre qui est contagieuse.

Sa personne est remplie des « surprises ». Elle surprend par sa foi en son Dieu. Elle y croit tellement et cela s'accompagne des signes, que j'ai commencé à lui confier des intentions pour les miens et pour moi-même aussi.

Je vais vous faire une confidence : un jour, pendant ma petite pause, je suis allé, je ne sais comment ni pourquoi, dans la chapelle des Cliniques Universitaires, endroit que je n'avais jamais fréquenté depuis que j'y travaille. Là, je me suis juste assis, j'ai regardé droit devant et j'ai dit « Tu es vraiment le plus fort. Merci ».

Docteur X.

Une sœur inoubliable

C'est une expérience magnifique. Voilà comment je qualifie ma rencontre avec la sœur Viviane durant sa maladie.

Il est vrai qu'en tant que consœurs dans la même congrégation, nous nous connaissions. Mais il a suffi d'un coup de fil pour que je fasse une nouvelle rencontre de celle que j'appelle affectueusement comme les autres consœurs : "Mama Zouzou".

Oui, alors que je me trouvais en Belgique pour ma thèse, je reçu un appel pathétique de la sœur L, un des membres du Conseil à l'époque (on est en novembre 2012). Elle me dit: "Allo Florence, est ce que tu peux aider la sœur Zouzou à aller se faire soigner en Belgique? Sa situation devient inquiétante et j'ai pitié d'elle. Aide-la dans ses démarches comme tu fis pour la sœur M". "Bien sûre que oui, je le ferai avec joie. Donnez-lui mes coordonnées ainsi nous resterons en contact".

Par la suite j'ai eu à communiquer uniquement avec mama Zouzou. Elle s'est révélée très expéditive et optimiste. Tout se passait comme si la main de Dieu était en train de guider ces démarches.

Tous mes collègues de service aux Cliniques Saint Luc, se sont mobilisés pour m'aider à obtenir les documents nécessaires à l'aboutissement des démarches de "mama Zouzou".

Tout fût déclenché le 25 décembre 2012 lorsque j'ai demandé à ma Promotrice, la Professeure D., de me ramener à Bruxelles pour déposer les "lames" venues de Kinshasa pour les analyses. Chemin faisant, je lui expliquais de quoi il était question. Arrivées à l'hôpital, elle prit tout en mains, me conduisant personnellement jusqu'au laboratoire de saint Luc. Là elle remit ces lames à sa collègue avec une recommandation particulière.

Par la suite, il eut l'intervention du Professeur S, papa de ma collègue S. Ancien patron du service d'Oncologie des cliniques Saint Luc. Son intervention a permis à ce que le dossier de la sœur soit mis sur la table et qu'elle reçoive une invitation claire et nette pour des examens plus approfondis en Belgique.

A son arrivée en Belgique, j'ai eu la joie de rencontrer une sœur toute abandonnée en la Miséricorde divine.

Malgré l'état assez avancé de sa maladie, la sœur n'a pas perdu son sourire. Elle ne parle pas avec rancœur de la supérieure Générale qui a fait traîner ses soins. Elle lui pardonne sa mauvaise foi et dit en souriant : "Dieu seul sait".

Un autre aspect des qualités que j'ai découvertes en mama Zouzou, c'est le respect en la personne humaine. Elle parle avec des mots bien choisis et distingués et évite de blesser l'autre par ses paroles. Même lorsqu'elle est offensée, elle ne s'exprime pas avec rancœur.

Cerise sur le gâteau, mama Zouzou ajoute à cette magnifique rencontre, les messages sur whatsapp. Chaque jour, je reçois des très belles images accompagnant des beaux messages. Et ça c'est un vrai régal spirituel.

Je dis tout simplement, Magnifique, wonderful!!!! Merci pour cet être merveilleux que tu es, chère Mama Zouzou."

Sœur Florence Mbiya

Une femme à la foi extraordinaire

Madame Nzuzi, comme je le lui disais souvent, est un vrai 'miracle'. Eh oui, je l'avoue parce qu'elle m'a vraiment perturbée dans la profondeur de ma personne. Elle vit avec une sorte de courant, une énergie qui pousse de son intérieur et qui transparait à l'extérieur. Et lorsque vous l'approchez, cette électricité vous envahit, vous bouleverse mais vraiment positivement.

J'ai ressenti cette sensation plusieurs fois que je l'ai approchée. Elle vous accueille comme un médecin qui reçoit son patient, avec joie et sourire alors que c'est elle la patiente et, Dieu sait, combien elle souffre !

Elle a une foi extraordinaire. Au début, ça nous paraissait comme de la « folie » et, parfois, on se disait 'c'est la maladie qui fait cela'. Mais au fil des temps, nous nous sommes rendus compte, moi personnellement, qu'elle avait autre chose qui la soutenait, elle n'était pas 'normale', parce que je n'en connais pas beaucoup, dans son état, qui aurait encore la force de la vie. Et cette « autre chose », pour elle, c'est Dieu. Elle en parlait régulièrement.

A force de l'entendre en parler et surtout qu'il y avait des 'signes' (son sourire, sa détermination, elle n'a jamais eu peur, se plaint presque jamais, ne dit jamais 'ça ne va pas'...), je me suis réveillée, j'ai pris la décision de reprendre le chemin de l'église, le dimanche. C'était difficile, après autant d'années.

Mais intérieurement, je me disais qu'il y avait quelque chose dans la prière que je ne voyais pas, que je ne ressentais pas, auquel je n'accédais pas. Madame Nzuzi m'a, comme qui dirait, 'indiqué' le chemin. J'ai retrouvé la force et, malgré toutes les difficultés que je traverse dans ma vie personnelle et familiale, je reste confiante, convaincue qu'il suffit d'un peu de confiance en Dieu, pour que les choses changent. Nous soignons, mais la guérison ne dépend jamais de nous.

A travers son expérience, j'ai (re)commencé à confier mes soucis à Dieu dans l'espoir que des solutions seront trouvées. Je ne suis plus troublée. Je suis en paix. Si seulement tous nos patients pouvaient avoir, même un peu, de la force de Madame Nzuzi, beaucoup de maladies cesseraient d'être des désastres vitaux.

Elle est une vraie bénédiction pour moi. Par son exemple, je me suis réveillée et j'ai rallumé la bougie de ma foi. Je vous dis grand merci, Madame Nzuzi. Courage.

Madame F.

Petite créature, fervente servante de Dieu

Avec une grande sérénité et une foi profonde en Dieu, le maître de la vie, celle que nous appelons avec affection mama Zouzou m'annonça un jour, après la grande opération qu'elle avait subie : « mama koko, tout s'est bien passé. Mon médecin m'a prévenue qu'il n'y a plus grand-chose à faire. Je dois m'attendre à tout et tout peut arriver d'un moment à l'autre. Par affection et reconnaissance à l'égard de tous ceux qui me portent, qui ont prié et continuent de prier pour moi durant ce temps providentiel de la douloureuse épreuve de ma maladie, je souhaite, si cela est possible, faire un tour au pays, au moment opportun, pour revoir, saluer et dire adieu à tous les miens (les membres de la famille, de la congrégation, du diocèse, les amis, etc.). Je me remets à la décision de l'autorité de la congrégation ».

Quand notre frère Lorris m'a contactée pour écrire un bref témoignage sur mama Zouzou, j'avais d'emblée accepté. Mais au fur et à mesure, cela me mettait mal à l'aise. Comment écrire ce mot alors qu'il ne s'agit ni d'une occasion de sa fête, ni non plus de ses obsèques ? Je me suis donnée toutes les raisons possibles pour freiner ce petit projet avant de m'y mettre en pensant à ce qu'elle m'avait confié. Comment par ailleurs s'abstenir de proclamer les merveilles du Seigneur et de chanter son immense miséricorde dans la vie de sa petite créature et servante mama Zouzou ? Oui, Dieu a doté notre sœur de riches et innombrables qualités humaines, morales et spirituelles vécues dans une grande simplicité et une profonde humilité.

Dieu a fait don de mama Zouzou à l'Eglise de Kinshasa par l'entremise de notre congrégation, sa nouvelle famille. Nous ne cesserons de rendre grâce au Seigneur pour la vie de mama Zouzou et sa présence au milieu de nous. Ne pouvant tout dire de l'expérience vécue avec elle, je retiens quelques traits importants de sa personnalité humaine et religieuse.

J'ai toujours admiré en elle, et plus encore maintenant durant ce temps de sa longue maladie, son expérience de foi, d'intimité et d'amour avec Dieu à qui elle a consacré toute sa vie et de qui elle espère tout. Mama Zouzou est une femme de prière et de grande foi, qui espère contre toute espérance. Dans sa maladie, elle s'est entièrement abandonnée entre les mains de la divine providence, comptant sur nos prières et faisant en même temps confiance à ses médecins. Son expérience de la maladie a renforcé le vécu de son amour fraternel.

En effet, notre sœur mama Zouzou est une femme de relation. Elle entre facilement en relation avec les autres et sait soigner ses liens fraternels. En ce qui la concerne, je peux dire qu'elle est vraiment la sœur de tout le monde : des enfants, des jeunes comme des adultes, des personnes consacrées comme des laïcs, des personnes socialement aisées, mais plus particulièrement des démunis. Elle s'est souciée et occupée de quelques cas de jeunes en difficulté qui, aujourd'hui, sont devenus des personnes responsables dans la société. Avec des moyens financiers très limités, elle a demandé à sa sœur jumelle Christine, veuve et mère de quatre enfants, d'adopter une orpheline prise en charge par la congrégation afin de lui offrir un milieu familial plus épanouissant pour sa bonne croissance.

Son sens aigu de l'autre la rend facilement compatissante, généreuse et dévouée. Elle partage avec cœur ce qu'elle a sans se soucier de ce qu'elle peut recevoir en retour. Elle sait faire des surprises, au moment où l'on ne s'y attend pas, par de petits cadeaux. Elle aimait surtout prendre son temps pour préparer les gâteaux, le yaourt, la crème, les arachides sucrées et salées … pour offrir et faire plaisir aux autres. Elle est présente aux autres même dans sa maladie, quand elle le peut, à travers les moyens de communication sociale. Mama Zouzou est une femme attentive et très attentionnée à l'égard des autres, respectueuse des autres ; une personne qui évite les conflits. Elle aime vivre en harmonie avec les autres et construire des relations de paix dans son entourage.

Rayonnante de douceur, de bonté, de patience, de simplicité et de paix, la sœur Zouzou est une personne très accueillante qui sème la joie autour d'elle avec son sourire particulier, rassemble en jetant des ponts entre les personnes qui ne se connaissaient pas. Je suis personnellement en contact avec plusieurs personnes (laïques et consacrées) à partir des relations de mama Zouzou. Elle n'est pas complexée et se réjouit des qualités, de la réussite et de la promotion des autres. Elle accueille les humiliations dans la prière, le silence et le souci de refaire la paix pour ne pas sombrer dans le découragement.

Femme de silence et de discrétion, mama Zouzou a su garder les secrets dans l'accomplissement de ses tâches apostoliques, spécialement quand elle était associée au secrétariat général de la congrégation. Nous avons constaté en elle le sens du devoir, du travail bien fait et fait avec amour et joie, pour le bien des autres. En communauté, par exemple, comme sainte Thérèse de l'Enfant Jésus, mama Zouzou est experte dans les petits services de ménage qui sont souvent négligés par d'autres : nettoyer les serviettes de la vaisselle, bouillir de l'eau à boire, mettre la propreté à la cuisine, prévoir le papier de toilettes, etc. Mama Zouzou est une femme disponible et fidèle à ses tâches et toujours prête à rendre service aux autres, même en dehors de la communauté. Quand j'étais partie en période sabbatique, tenant compte de la santé de maman, son homonyme, la sœur Zouzou s'est souciée d'elle jusqu'à son décès comme si notre maman était sa propre mère.

Nous aurions encore beaucoup à dire sur mama Zouzou, elle qui nous est si chère et précieuse. Avec sainte Thérèse, nous affirmons que « tout est grâce », car l'occasion de sa douloureuse et longue maladie nous a permis de mieux la découvrir, d'apprécier davantage la profondeur de sa foi au Christ et de nous émerveiller face à son abandon confiant à la divine providence. Infiniment merci pour ce qu'elle est pour nous ses sœurs, pour nos familles, notre Eglise et notre peuple. Merci pour son éternel sourire, sa joie rayonnante et sereine même dans les moments les plus douloureux de la souffrance.

Soeur Antoinette Buanga
« Mama Koko »

Une sœur aux qualités multiples

C'est à travers la vie religieuse que j'ai fait la connaissance de la Sœur Nzuzi. Tous les deux, nous appartenons à l'archidiocèse de Kinshasa, moi côté masculin, elle côté féminin. Nos évêques ont toujours émis le vœu que les religieuses et prêtres diocésains, formions une grande famille, c'est donc par cette grande famille que je connais la Sœur, principalement.

Je n'ai pas eu d'occasion de partager avec elle la vie dans une même communauté ou paroisse à Kinshasa. Je la voyais de loin, lors des différentes rencontres au niveau de l'archidiocèse.

C'est seulement quand elle est venue, en Belgique, pour ses soins, que j'ai eu à l'accueillir chez moi. C'est alors que nous avons vécu dans la même communauté.

Pour moi, les traits de personnalité que je peux énumérer, à son propos, c'est en tout premier lieu **l'humilité**. Dans le sens d'une personne qui est consciente de ses limites et qui attend beaucoup des autres. Sans pouvoir s'en offusquer. C'est tout à fait naturel pour elle. Elle a vraiment besoin de l'aide des autres.

Elle a atterri chez moi, par la force des circonstances. Ce n'était donc pas prévu. En effet, pour son voyage, un papier manquait. Je le lui ai établi, sur la demande de sa congrégation. A son arrivée, c'est chez moi qu'elle a passé sa première nuit en attendant d'aller chez ses consœurs.

Elle restait chez moi parce que les soins qu'elle devrait recevoir nécessitaient beaucoup de repos et qu'au couvent où elle habite, ce n'était pas possible. Ainsi, de commun accord avec ses supérieures de Kinshasa et la représentante de la communauté, ici en Belgique, j'ai accepté de lui offrir un cadre pour se reposer. C'est donc à ce titre qu'elle s'est retrouvée chez moi. Elle est arrivée, je crois, en juin 2013 et à partir de 2014, jusqu'à ce que j'ai quitté ma précédente paroisse, à Lillois, en novembre 2016, elle a presque passé plus de jours chez moi qu'au couvent. Sauf quand je devais, moi-même, recevoir et que la logistique demandé qu'elle cède la place.

Je reviens sur son **humilité**. Cette ouverture aux autres me surprenait mais pas seulement. Chez moi, il n'y avait pas un horaire spirituel même au niveau paroissial, pas d'office du matin, de midi ou le soir. J'avais célébration eucharistique seulement le mardi soir. Elle était donc assez grande pour organiser sa vie spirituelle. De temps en temps, je la surprenais en train de prier à l'oratoire et, parfois, on s'y retrouvait. J'ai vu que cette humilité se remarquait non seulement par rapport aux autres, mais surtout par rapport à Dieu. Humilité signifie attendre tout de Dieu. Même si on dispose des choses mais se dire qu'est-ce que cela signifie par rapport à ce que Dieu est pour moi, par rapport à ce que je peux attendre de lui. Cette attitude m'a beaucoup édifié.

Le deuxième trait c'est **l'ordre**. Je suis convaincu que c'est une religieuse qui ne supporte pas la médiocrité, en elle-même et autour d'elle. Ainsi donc, chaque fois que, dans nos conversations, parlant de nous-mêmes ou des autres, et qu'elle constatait un comportement médiocre, elle en était très triste et se demandait toujours « comment une religieuse, un prêtre, un humain peut se comporter de la sorte ».

Ce souci d'ordre moral, spirituel se répercutait sur sa vie. Même dans ses appartements, tout était ordonné, elle s'occupait de l'entretien de la maison, malgré son état de santé. Je n'avais donc pas à me plaindre. Malgré sa maladie, elle a su assurer l'entretien du cadre dans lequel nous vivions.

Le troisième trait c'est **l'attention**. Elle est très attentionnée. Je voyais, par exemple, à table, elle savait découvrir, sans que j'en exprime le désir, ce qui me manquait à table, même dans mon assiette. Par rapport à sa famille, je constatais que chaque fois que j'allais à Kinshasa, je me demandais où trouvait-elle des moyens pour envoyer ne serait-ce qu'un petit colis à sa famille. Je ne lui posais pas la question, ça ne me regardait pas. Certainement qu'elle mobilisait ses sœurs qui sont ici, pour donner toujours un colis que j'apportais à Kinshasa pour sa famille. Cela me frappait parce qu'elle qui n'a pas de moyens, qui est presque démunie, compte tenu de sa santé, puisse encore se soucier des autres.

Elle vivait joyeusement. Cependant, elle avait des soucis quand on lui annonçait des nouvelles qui n'allaient pas dans le sens de ses aspirations. Naturellement, comme malade, elle aspire à être guérie, à être soignée et bien soignée ; être libérée de cette maladie mais quand au final des examens, on découvrait qu'il y avait encore ceci ou cela, franchement, elle rentrait de l'hôpital abattue, je le sentais et le voyais. Et comme elle s'ouvrait à moi, je prenais vraiment soin de lui demander ce qui n'allait pas. Elle me faisait le rapport de ce que lui avaient dit les médecins qu'elle devrait se (re)faire opérer ou que la maladie avait progressé…

Le rapport qu'elle recevait des médecins occasionnait chez elle un peu de soucis, d'inquiétude ou vraiment une attitude démoralisante. Est-ce peut-être aussi la manière crue que les occidentaux ont d'annoncer une mauvaise nouvelle qui n'est pas bonne, sans l'édulcorer, la nuancer. On vous le dit platement, directement, mais je ne sais pas si j'étais peut-être inspiré, j'avais toujours en moi, une parole qui lui faisait remonter le moral. Je ne la laissais pas sombrer dans les soucis, l'inquiétude, dans la démoralisation.

J'avais toujours une parole pour elle. Et comme elle me faisait confiance, je sentais que le moral qui était tout bas, commençait à remonter tout doucement. En ce moment-là, je me faisais le devoir de l'accompagner, d'être plus attentionné.

Je demandais également aux personnes qui lui étaient très proches de lui téléphoner. Non pas en nous disant bon plus rien à faire mais nous étions, nous-mêmes, convaincus que tout dépendait aussi d'elle, de la force de sa personnalité, de ses désirs de vivre, de sa foi, pour que les choses puissent basculer dans l'autre sens. Heureusement, pour nous, les choses basculaient toujours dans l'autre sens. Le verdict des médecins était défié par sa foi. Aujourd'hui, malgré toutes ces difficultés, elle est en vie et le moral n'est pas au zénith, certes, mais il n'est pas par terre.

C'est aussi une fille de foi, qui se confie en Dieu, qui se dit tout peut arriver. Si c'est le pire, que la volonté de Dieu soit faite. Si ce n'est pas le pire, tant mieux pour elle, que gloire soit rendue à Dieu. Dans tous les cas, elle reste positive.

Quand j'ai, en face de moi, un témoignage édifiant, ça m'édifie aussi. Pour elle, c'est un témoignage très édifiant dans ce qu'elle n'a pas supporté l'épreuve mais l'a assumée. C'est tout différent.

Supporter veut dire je n'en veux pas mais je n'ai pas le choix et je dois faire avec malgré moi. Dans son cas, ce n'était pas ainsi. C'est arrivé, même si je n'ai pas le choix, même je dois faire avec, mais j'offre cela au Seigneur qui, lui aussi, a souffert pour nous, moi aussi je considère ma maladie comme une offrande pour ceux qui, peut-être, souffrent davantage que moi. Et je crois que c'est cette perception de la souffrance qui a fait que, par rapport à elle, elle ait une attitude positive. Et une attitude positive face à la souffrance, est très thérapeutique.

Je suis heureux aussi de voir comment et combien mes paroissiens de Lillois l'ont soutenue. Quand ils ont appris qu'elle était malade, et pas de n'importe quelle maladie, du cancer, quand on sait où conduit cette maladie, sans être fataliste, mais quand on sait aussi la souffrance tant physique que morale que comporte cette maladie, il y a, à moins que l'on soit inhumain, un sentiment de compassion et de tendresse qui se crée.

Personnellement, j'ai vu cela auprès de mes paroissiens, surtout ceux avec qui on partageait l'eucharistie hebdomadaire le mardi soir et l'adoration du jeudi. C'est ici l'occasion de les en remercier de tout cœur.

Denis Kialuta

Une sœur et une consœur

Mama Zouzou est, pour moi, une consœur mais plus une sœur. Elle fait partie de ma famille. Elle est de ma famille. Nous nous connaissons depuis 1988, j'étais en deuxième année du noviciat. Nos familles se fréquentent. Mes neveux et nièces sont comme ses petits-enfants. Ils lui vouent un grand amour. C'est donc d'un membre de ma famille que je parle.

Quand elle est arrivée en Belgique, pour des soins, les nouvelles qui nous parvenaient à son propos, n'étaient pas toujours rassurantes. On lui disait « un cas désespéré ». De temps en temps, j'appelais pour lui parler et elle me donnait des nouvelles. Jamais elle ne se plaignait.

Deux semaines avant mon voyage en Belgique, pour des soins appropriés (moi-même aussi je suis malade), je lui ai téléphoné. Elle m'a exhorté à rester dans la foi et à avoir du courage. A mon arrivée, elle était en congé en Allemagne et moi j'entrepris mes premières démarches administratives, aussi bien à la commune qu'à l'hôpital.

A son arrivée, j'ai vu une personne épanouie, calme, d'une grande sérénité. Elle me reçut joyeusement et m'exhorta à tout confier entre les mains de Dieu. C'est elle qui commença à m'accompagner à l'hôpital, alors qu'elle était plus souffrante que moi.

Quelque chose qui m'a beaucoup touchée, c'est lorsque nous nous sommes retrouvées, toutes les deux, hospitalisées aux Cliniques Universitaires Saint Luc. J'étais au 9ème étage, elle au 5ème. Le jour de sa sortie (elle était entrée six jours avant moi), dans sa grande douleur, avec une tête bien couverte des compresses et bandons, elle est montée me voir, avant d'aller à la maison. Elle était là, souriante et détendue, elle m'encourageait.

Cela m'a beaucoup touchée, moi qui montrais à tout le monde que j'avais mal, que je souffrais, mais elle ne laissait rien transparaitre. C'est ainsi que je me suis dit ma maladie n'était pas la fin du monde. La voir dans une telle souffrance mais dans une grande sérénité, cela m'a vraiment édifiée. C'est une femme de foi. Elle croit tellement qu'elle n'a pas le temps de se plaindre.

A ma sortie d'hôpital, nous avons partagé le même lit dans la communauté, faute d'espace. Toutes les deux, nous venions de subir de grandes opérations, elle en avait subi deux, une au niveau de la tête et une au niveau du ventre ; moi j'en avais subi trois au niveau du ventre. Le lit étant petit, on dormait avec prudence pour ne pas toucher l'autre.

Mama Zouzou est une femme très compatissante. Elle portait ma douleur, en plus de la sienne, me conseillant, m'exhortant à ne pas me plaindre, à garder la foi. Grâce à elle, quand j'ai appris que j'avais un cancer, je n'ai pas dramatisé parce qu'elle m'avait déjà servi de guide, de modèle et de soutien. Elle m'a soutenue à 100 %. Vrai paradoxe : elle qui souffrait plus que moi, c'est elle qui est restée mon plus grand soutien. J'ai donc pris la décision de l'imiter en assumant ma souffrance. Une souffrance assumée, en Dieu, par la foi, ne pèse plus.

Ma Zouzou est une femme de prière. C'est sa vie, la prière. Elle respecte son engagement religieux. Nous nous rappelions des heures de prière. Nous avons fini par nous soutenir mutuellement. Chacune s'occupait de l'autre. Parfois elle pleurait mais très vite elle oubliait sa peine et retrouvait sa bonne humeur.

Dans sa douleur, et Dieu sait combien elle est immense, elle reste une femme de foi et vit dans la discrétion. Elle ne cherche pas à attirer de la pitié sur elle. Elle garde son attitude compatissante pour les autres.

Elle ne cesse de me répéter ceci : « si je meurs, allez dans la chapelle, faites une petite prière d'action de grâces puis qu'on m'enterre directement sans longues funérailles. Que personne ne verse une goutte de larme, parce que je rentre chez mon Père ». Mama Zouzou est un modèle, un témoignage vivant de la foi en Dieu.

Sœur Noëlla

Une imitatrice de Sainte Thérèse

Je connais Mama Zouzou depuis 1978 dans le cadre de la formation à la vie religieuse. Des qualités, elle en a beaucoup. J'admire son calme, sa simplicité et sa générosité, sans oublier sa très grande confiance en Dieu.

Depuis que je la connais, elle est restée la même. Une personne optimiste, positive qui voit toujours le meilleur. C'est vraiment une personne qui a habité la vie même de Sainte Thérèse de l'Enfant Jésus, fondatrice de sa congrégation. Mama Zouzou surprend. Ce que tout le monde trouve grave – sa maladie, par exemple – elle temporise, ne s'enflamme pas. Quand on va lui rendre visite, à l'hôpital comme à la maison, vous venez avec l'idée de la consoler, elle vous reçoit avec sourire, dans une sérénité déconcertante.

Par elle, dans sa situation de personne qui souffre, j'ai appris « en live » le sens du mot sérénité. Elle n'est pas troublée. C'est quelque chose qui m'étonne, qui m'émerveille et me rassure. Ce qui m'a toujours et beaucoup plus marqué c'est qu'elle a et garde une âme d'enfant. C'est quelqu'un de vrai dans ses sentiments comme dans sa vie.

Elle n'est pas compliquée et n'a aucune rancœur. Comme un enfant, elle te dit la vérité, sans te blesser et très simplement. Toute sa vie est nourrie par la Parole de Dieu. C'est très agréable d'être en sa compagnie. Il m'est arrivé, lorsque je lui rendais visite à l'hôpital, d'entendre des médecins dire d'elle qu'elle est une patiente agréable ; non pas qu'elle n'a pas mal mais parce qu'elle s'accroche à son Dieu et ne se plaint pas. Elle met tout le monde en confiance. Une sœur agréable, une patiente agréable.

Sa vie est entièrement confiée à Jésus. Elle vit ce que dit l'Evangile « Venez à moi, vous tous qui peinez sous le poids du fardeau, et moi, je vous procurerai le repos » (Mt 11, 28). Elle a confié, avec foi et confiance, sa souffrance au Christ, elle vit ainsi dans une sérénité extraordinaire. Elle vit l'Evangile qu'elle lit.

Elle reste, pour moi, une sœur, une petite sœur. Merci Mama Zouzou pour ce que tu es pour nous tous, un témoignage de foi en l'amour infini de Dieu.

Madame Gertrude Mafolo

Une reconnaissance vivante

J'ai la grâce de pouvoir rendre témoignage sur Mama Zouzou que je connais bien. Je me réjouis du fait que l'Eglise commence à penser qu'elle doit présenter de plus en plus le modèle de sainteté de nos contemporains. Ceux qui ont vécu dans la même époque que nous. Ceci est important car nous pouvons les comprendre facilement et nous inspirer plus facilement de leur vécu[19]. C'est plus difficile pour les hommes et les femmes de nos milieux de dire du bien de leurs contemporains. Jésus lui-même l'a expérimenté : « Nul n'est prophète dans son pays. » (Marc 6, 4) Nous exercer à admirer et à accepter de reconnaitre le bien, le positif qui est dans notre prochain et qui se manifeste par lui, c'est un exercice auquel de nombreuses personnes n'ont pas été préparées. Dans l'éducation de base, l'admiration objective de l'autre, l'accueil de l'autre tel qu'il est sont là les grands oubliés. La critique négative est plus présente et nous conditionne. Sortir de la critique pour marcher vers l'admiration c'est laborieux mais cela vaut la peine qu'on s'engage à s'y exercer. Il n'est pas besoin d'être parfait pour susciter l'admiration ; mais il suffit de

---

[19] Philippe Levillain, pour qui, Une dernière proposition est celle d'un besoin spirituel. Car le rôle d'un saint n'est pas celui d'un simple témoin glorieux, mais celui d'un intercesseur et donc d'une aide en tant que modèle et messager pour le croyant. Et c'est aussi un vecteur de la sanctification, car le chrétien a pour objectif de devenir lui-même, dans la vie de tous les jours, un saint. http://www.atlantico.fr/decryptage/pape-qui-creait-saints-plus-vite-que-ombre-canonisation-mere-teresa-philippe-levillain-2810417.html#Fzvey4ZzyugsTHZ4.99

quelques actes de bienfaits pour mériter d'être admiré, imité et devenir source d'inspiration.

Je suis proche de Mama Zouzou depuis plus de trente ans. Sa joie, son sens de prière, sa gentillesse, son effacement et sa sincérité dans l'amitié m'ont marquée. Elle est *une âme priante* : Il y a quelque temps elle m'a rappelé un fait que j'avais déjà oublié. Encore jeunes postulantes, nous nous étions convenues de prier pour chaque membre de notre communauté par jour et par ordre des chambres. Nous l'avons fait plusieurs fois en dehors des heures de prières communautaires. Son sens de la prière et de foi lui ont permis de surmonter beaucoup de difficultés de la vie ; plus particulièrement sa maladie. Une jeune sœur de passage à Bruxelles me confia ceci ; « En ce qui concerne la prière, Mama Zouzou prie sérieusement. Je suis impressionnée par sa persévérance, la régularité de sa prière et son calme malgré son état de santé». La maladie est pour elle une occasion de vivre sa foi à fond. Elle n'a rien perdu de sa joie et des gens sont surpris d'apprendre la gravité de sa maladie et déclarent qu'elle n'a pas l'air d'être malade. Pour guérir, elle dit qu'il faut avant tout reconnaitre son état de malade puis placer sa santé entre les mains de Dieu tout en se laissant soigner. Du reste, continuer à vivre normalement. Elle a souvent évoqué le pardon des autres comme une source de guérison. Pour elle, la guérison commence à l'intérieure du cœur. La paix et le calme face à sa maladie l'ont conduite à conclure que la haine est la maladie la plus grave qui puisse atteindre quelqu'un.

Dans nos échanges, elle répète souvent que Dieu est tout ce qu'il lui faut pour guérir, pour ne pas avoir peur dans la maladie. Dieu s'occupe de tout. Elle considère sa maladie comme une occasion de prouver le plus possible la puissance de Dieu. Elle considère sa vie présente comme un miracle de Dieu. « *N'eut été mon Dieu je serais déjà morte. Il veut que je vive encore. Je vis de joie pour l'honorer. C'est par pure grâce que je respire encore* », dit-elle. Elle exprime beaucoup de compassion pour les incompréhensions vécues au sujet de sa maladie. « *Personne ne choisit d'être malade. L'important est de vivre tous les événements en Dieu. Il est aussi possible de vivre la maladie en Dieu et rendre ainsi témoignage de sa grandeur. J'ai tout pardonné, tout, tout* ».

C'est une personne *pleine de gratitude* ; elle n'oublie rien du bien qu'on lui fait. Aux Cliniques Universitaires St Luc, après sa première opération elle me dit « *J'étais contente quand j'ai ouvert les yeux. J'ai remercié le Seigneur* ». Après sa deuxième opération, dans la salle de réveil, elle me dit « *Je sens ton parfum mais je ne te vois pas. J'espère te revoir de tout mon cœur* ». Je lui répondis que c'était à cause de l'anesthésie et qu'elle me verra bientôt. Peu après, dans la douleur, elle crie : « *maintenant je te vois* » ; à l'approche d'Yvonne qui était avec moi elle ajouta « *je vous vois toutes les deux. Merci mon Dieu* ». Elle estime aussi que son arrivée à Bruxelles est une grande grâce. Elle évoque souvent les démarches effectuées par la Sœur Florence pour faciliter son transfert et garde une grande reconnaissance pour la Sœur Maribel qui s'est investie pour ce faire. L'attention particulière du Cardinal Monsengwo, qui demande souvent de ses nouvelles la touche. Elle répète : « *je n'oublie pas de bénir Dieu qui les a mis sur ma route* ». Elle a une grande reconnaissance pour des amis et différents visiteurs. Ses consœurs prient et la contactent souvent pour l'encourager et la soutenir, elle se montre très reconnaissante. Elle accorde beaucoup de place à l'amour. « *L'amour guérit* » dit-elle. Je souhaite vivement que ces exemples de la vie de Mama Zouzou soutiennent de nombreux malades.

N'étant *pas plaintive* face à sa douleur, elle souffre et *endure silencieusement.* Lorsque dans la douleur elle me chuchote : « j'ai trop mal » et que je lui conseille de tout confier à Dieu, elle répond : « oui je lui confie tout, sinon ça serait insupportable ». Elle est très *sociable* et sa gentillesse fait qu'elle soit bien entourée, elle compte dans sa vie plusieurs familles et amis de longue date qui la considèrent comme un membre de leur famille. Elle est *très fidèle* à la tâche et *attentive aux autres.* Alors qu'elle est souffrante, elle se préoccupait de faire à manger pour ceux qui habitaient avec elle chez l'Abbé Denis à Lillois. Et cela, malgré l'insistance de celui- ci pour qu'elle se repose. *Sa propreté et son sens de l'ordre* sont connus de tous ceux qui ont déjà habité avec elle. Je pourrais passer des heures à relater les merveilleuses qualités de la Sœur Nzuzi Viviane que nous appelons tendrement Mama Zouzou. J'ai de très bons souvenirs d'elle. Elle est un modèle *d'humanité réellement réussie et effacée. Une personne agréable à vivre.* Je la choisirai encore et encore comme amie et sœur. Je la remercie pour ses exemples d'authentique consacrée à Dieu au service des autres. J'en bénis le Seigneur.

Mlle Claire Mbuyi Banza

Une « *Sœur Sourire* »

Je ne connaissais pas la Sœur Nzuzi à Kinshasa, comme je ne fréquentais pas, souvent, les sœurs thérésiennes. C'est ici, à Bruxelles que, pour la première fois, je fixe mon attention sur elle.

Elle est venue très malade. Et dans l'expérience pastorale et de prise en charge spirituelle qui est la mienne, je lui ai simplement proposé de venir à mes messes que je célèbre quotidiennement. J'ai insisté pour qu'elle entre dans la logique de ma foi, la foi mariale, très mariale : le rosaire d'un côté et la communion sous les deux espèces, de l'autre, pour que le sang de Jésus la purifie de l'intérieur. Je l'ai emmenée, Dieu aidant, lentement, avec toutes les directives que *Maman*[20], me donne, à évacuer de son cœur, la souffrance intime que l'on éprouve dans une situation comme la sienne. Une situation qui, humainement parlant, était désespérée. Mais nous savons, tous, d'expérience, que quand nous nous donnons à notre mère du ciel, tout se résout. Il s'agit d'enfermer tout dans un sac-poubelles, tout ce qui n'a pas marché, et le jeter auprès de Marie ; Marie de la croix. On jette tout à ses pieds, en disant « *Vierge Puissante de Cana, présente-moi à Jésus, mon Seigneur, ton fils, comme tu as présenté le mariage de Cana* ». Cet extrait de la neuvaine à la Vierge Puissante de Cana est incontournable. C'est ainsi qu'on se jette dans les bras de *Maman* et à partir de ce moment, ce n'est plus moi qui gère mon dossier, ma souffrance, mais c'est *Maman.*

---

[20] Par « *Maman* », il s'agit de la Bienheureuse Vierge Marie

La sœur Nzuzi l'a fort bien compris et est entrée, tout de suite, dans la danse. A telle enseigne qu'aujourd'hui, aux Cliniques Saint Luc, on l'appelle « *Sœur Sourire* », alors qu'elle était en danger de mort.

L'expérience que les médecins ont tentée, les deux opérations successives, c'était pour eux la première fois. Ils le lui ont dit ; elle est venue me le dire calmement. Je la rassure en lui disant d'être calme parce que *Maman* est là. Et les résultats sont là, au grand étonnement des chirurgiens. Mais, moi, cela ne m'a pas étonné parce que je sais que quand on se confie vraiment à notre *Maman*, comme nous le disons « *ne pas voler le dossier qu'on lui a confié* », par nos paroles, nos inquiétudes (qu'est-ce qui m'arrive, pourquoi moi, d'où vient ceci ou cela…), nos plaintes.

Dans le cas de la sœur Nzuzi, je suis moi-même étonné, heureusement étonné, par la réponse qu'elle a donnée à ma demande, dans le cadre de l'accompagnement spirituel et pastoral des malades. Elle a fait comprendre cela à ses consœurs malades, arrivées aussi à Bruxelles. Les trois sont toujours à la messe, si rien ne les empêche, pour communier au corps et au sang du Christ, tous les jours. Cela est très important parce que Jésus a pris sur lui toutes nos souffrances. On n'a donc pas à garder sur soi, cette peine que la souffrance physique provoque en nous. On la donne à Jésus. Et le reste ne dépend pas de moi. Je ne suis qu'un *huissier*, j'ouvre les portes, je montre le chemin. Ce n'est pas moi guéris, contrairement à ce que l'on pourrait croire. C'est Jésus qui guérit et c'est *Maman* qui protège.

Voilà l'expérience que j'ai faite avec notre brave sœur Zouzou. Elle me plait tellement que quand je la regarde, je me dis que Dieu agit au-delà de ce que nous pouvons lui demander. Quand on lui demande un peu, il donne toujours en abondance. Penser au mariage de Cana, six cents litres de vin qu'elle a offerts aux mariés. Je ne dis pas qu'elle est une sainte religieuse, elle a ses petits défauts comme tout le monde. Mais elle en prend de plus en plus conscience, elle se débarrasse de tout ce que nous pouvons appeler *barrages, barrières* qui l'empêchent de pénétrer au plus profond dans le cœur eucharistique de Jésus, grâce à notre *Maman.*

Dans notre prière, nous disons toujours à *Maman, « O Marie conçue sans péché, donne-nous ton cœur, pour que nous aimions Jésus eucharistie comme toi, tu l'aimes ».* Comme chacun le sait, il n'y a personne qui aime Jésus plus que Marie. Elle aime son fils parce qu'ils sont deux cœurs réunis. Si on entre dans le cœur de la *Maman*, si on obtient la faveur de recevoir la grâce d'entrer dans son cœur, on va aimer Jésus à la folie.

C'est ce que nous constatons que Maman Zouzou est en train de vivre. Elle est restée sereine, paisible, joyeuse dans sa maladie, qui est une maladie extrême. Elle a une influence spirituelle remarquable aux Cliniques Universitaires Saint Luc. C'est une chose extraordinaire. Les infirmiers et les médecins viennent lui soumettre des cas des malades, un peu comme pour dire à ceux-ci, « vous pleurez, alors que cette sœur était morte, mais regardez comment elle sourit ».

Je constate que ses deux consoeurs malades suivent ses pas. Elle les a emmenées à l'imiter dans cette foi qui déplace les montagnes.

Je prie qu'elle continue à demeurer dans la paix, toujours souriante. Ce n'est pas son problème. Parce que, de toutes les façons, si Dieu avait voulu qu'elle rentre chez lui, elle serait déjà partie. Elle est une ressuscitée. Si elle vit encore aujourd'hui, c'est simplement par l'unique volonté miséricordieuse de Dieu.

Qu'elle se confie à sa *Maman* du Ciel et qu'elle reste souriante. Le sourire c'est le signe de la paix intérieure. Et quand on a la paix intérieure, on a la joie de Dieu. On se voit tous les jours, on partage l'eucharistie. C'est cela qui est important pour moi.

Abbé Alphonse-Marie de la Croix Kibwila

Un frère parle de sa sœur

Le présent témoignage a pour but principal de soutenir tous ceux qui sont touchés par diverses maladies, singulièrement le cancer. Je compatis à leur douleur et les soutiens dans mes pensées. Cela pour la simple raison que je suis personnellement concerné, bien qu'indirectement, par cette maladie. En effet, ma propre sœur est atteinte d'un cancer du cerveau.

Son histoire est mon histoire. Peut-être qu'elle deviendrait aussi la vôtre. Les faits remontent à plusieurs années. Ma sœur, jumelle et religieuse de son état, s'appelle Nzuzi Bunga, Mama Zouzou pour les intimes.

Malade pendant des années à Kinshasa (RD Congo), elle arrive enfin à Bruxelles pour des soins en juin 2013. Ses rencontres avec les médecins des Cliniques Universitaires Saint Luc se déroulent rapidement, mais les nouvelles ne sont pas bonnes. Cette situation m'avait complètement bouleversé. Curieusement, Mama Zouzou, gardait son calme et restait confiante. Elle n'était pas apeurée par cette nouvelle et me dira : « au moins, je sais enfin de quoi je souffre ». Après consultation, les médecins lui avoueront que son cas était très rare et les soins y afférant comportaient de gros risques. Les médecins étaient donc hésitants à les lui administrer. Avec une grande sérénité, elle dira aussitôt, aux médecins : « Moi, je suis venue ici pour que vous puissiez me soigner et alors vous, vous me dites le contraire. Non, je n'accepte pas cette réaction et vous confirme que je suis prête à suivre n'importe quel type de traitement ou opération, et peu importe les risques ».

La réaction des médecins ne s'est pas fait attendre ; ils demandent des examens complémentaires d'I.R.M. tous les trois mois pour surveiller progressivement l'évolution de cette tumeur, ainsi qu'une consultation chez une psychologue pour une préparation morale dans le cas d'une quelconque éventualité. De quelle éventualité, parlaient-ils ? Mystère !

Moi qui ai accompagné la sœur Zouzou tout au long de ce processus difficile, douloureux, jusqu'à son diagnostic, j'ai pu personnellement me rendre compte de son état psychologique positif et de son impressionnante ténacité. S'ouvrit alors un long processus d'examens médicaux, des rendez-vous incessants…Ce qui est surprenant c'est que Mama Zouzou ne manifestait aucun signe de peur, ni de désespoir. C'est ainsi que, selon les médecins, elle était consentante, conciliante, coopérante, souriante… Bref, une patiente exceptionnelle qui facilitait le travail du corps médical.

Elle subira ainsi une série d'interventions chirurgicales au niveau de la tête. Lors de ces interventions chirurgicales, Mama Zouzou a été très forte, croyante et disponible. Elle s'est complètement livrée au corps médical. S'en suivra alors une longue période de convalescence parsemée des prises de médicaments et des séances de chimiothérapie et de radiothérapie. Son corps en portait des stigmates (épuisement, perte des cheveux, manque d'appétit, ...). Malgré tout, elle ne cherchait pas à dépendre de qui que ce soit, elle avait réuni toutes ses ressources pour affronter ce temps.

Aujourd'hui, Mama Zouzou mène une vie satisfaisante comme tout le monde, elle profite pleinement de chaque instant de la vie. Non pas qu'elle ne souffre pas physiquement, mais il faut qu'elle vous le dise pour que vous le constatiez. Elle est rayonnante, joyeuse et toujours tendre. Ceci pour la simple raison qu'elle a dépassé le niveau de la souffrance physique et s'est confiée à la miséricorde de Dieu, qui l'a guérie profondément de l'intérieur. Cela se ressent dans le quotidien de sa vie. Elle s'occupe des autres, alors que c'est l'inverse qui devrait se faire.

Finalement, le médecin soigne, il ne guérit jamais. Pour les chrétiens, c'est Dieu qui guérit. Et la guérison qu'il apporte part toujours de l'intérieur puis se reflète à l'extérieur. En même temps, il a besoin de la participation de la personne malade. La guérison, il faut la vouloir, la désirer et l'espérer avec foi, courage et conviction. Je reconnais que ce n'est pas facile. Mais l'exemple de ma sœur est une preuve que c'est possible.

Antonio TANDISSA

CONCLUSION

Un corps malade, un cœur plein d'amour

Lorsque j'ai entamé cette *aventure* avec mama Zuzu, je ne m'imaginais pas que cela pouvait aller jusqu'au bout. Au début, tout naturellement, elle hésitait, résistait même. Après deux propositions, je me suis résolu à ne plus lui en parler et laisser que son cœur en ressente la nécessité. C'est ainsi qu'elle me surprendra, un jour, par une question : « *Papa, qu'est-ce que tu attends pour le livre ?* ». Elle m'appelle « papa » parce que je suis père des jumelles et qu'elle-même aussi est jumelle.

Permission accordée, le travail pouvait donc commencer. C'est ainsi que, petit à petit, nous avons cheminé, à travers interviews, entretiens, discussions, pour élaborer ce petit livre. L'objectif est resté le même : partager une expérience. En effet, dans le contexte de Mama Zuzu, c'est une expérience chrétienne, avec Dieu, dans la maladie et la souffrance. Il est clair que toute maladie ne fait pas toujours souffrir ; dans son cas, il y avait cette maladie accompagnée d'une souffrance terrible.

Sa souffrance était multiple. Elle était malade pendant de longues années, elle a subi un nombre très élevé d'opérations, elle est passée entre les mains de plusieurs médecins, elle a passé de longs moins cumulés dans des hôpitaux…bref, elle a souffert dans son corps et dans son âme. Fort curieusement, dans son cœur, la douleur a fini par se transformer en accueil, la souffrance en don. Elle a souffert comme elle a toujours vécu : dans l'humilité. C'est la grande qualité que je garde d'elle. Je ne minimise pas ses autres qualités, loin s'en faut ! Mais l'humilité, la sienne surtout, motive toute sa vie, l'oriente et lui donne un sens.

Je n'ai pas voulu, dans le cadre de ce livre, rentrer dans les détails de sa maladie en publiant les divers diagnostics des médecins ainsi que les traitements reçus, respect de la privée oblige, mais je puis reconnaitre l'immensité et l'intensité de la souffrance physique et morale qu'elle a subie. Elle en porte, jusqu'à ces jours, des *stigmates* bien visibles. Elle ne supporte plus un environnement bruyant, elle est obligée de porter un casque pour se protéger la tête…bref, son mode de vie a changé mais elle est restée la même.

Finalement, je suis heureux d'avoir fait partie de son expérience de vie, aussi bien dans l'intimité de sa souffrance que dans la simplicité de sa personne. Elle est une perle. Une personne dont on se réjouit de la présence sans regretter son absence car, même sans être là, elle reste dans votre cœur. Elle est une sœur qu'on aimerait avoir. Une camarade qu'on ne voudrait, peut-être pas avoir, mais une amie qu'on n'aimerait jamais perdre.

Je redis toute ma reconnaissance à Mama Zuzu ainsi qu'à toutes les personnes qui ont contribué, de diverses manières, à la préparation, la rédaction et la publication de cette expérience de vie. Un merci spécial aux éditions L'Harmattan, à travers sa collection *Les Impliqués* qui se sont réellement impliqués dans cette aventure.

La vie est vraiment une belle aventure. Elle est parfois triste mais apporte beaucoup de joie. Il suffit de savoir aimer, savoir donner puis se donner. La souffrance fait partie de la vie. Elle en est un des maillons mais n'en détermine pas le rythme. On ne s'habitue pas à la souffrance. Il arrive un moment où, même le plus fidèle et fervent des chrétiens, voudrait que la souffrance ne l'atteigne pas.

Cependant, vécue comme une expérience de vie avec son créateur, son maitre et son Dieu, la souffrance devient un moment de communion et de partage.

Que ces lignes vous consolent, vous qui souffrez dans la solitude de votre chambre d'hôpital, loin de vôtres ; vous que la maladie tourmente, vous qui avez des proches en souffrance ; levez la tête et gardez courage.

Lorris

Religion

aux éditions L'Harmattan

Dernières parutions

LES MUSULMANS D'EUROPE FACE AU RACISME CONFESSIONNEL : de la discrimination à l'inclusion ?
Meriboute Zidane
Voici un panorama de la situation des vingt millions de musulmans d'Europe occidentale dans trois espaces géoculturels distincts : de sensibilités catholique, protestante et orthodoxe. La méfiance et les malentendus sont en train de se développer entre les pays européens et leurs minorités musulmanes. Comment ces problèmes se posent-ils concrètement dans les différentes aires culturelles ? Comment les musulmans d'Europe doivent-ils se réinventer et abandonner leur vision conservatrice de la société ? En remontant aux sources des discours racistes des années trente, l'auteur montre comment ils ont été récemment adaptés aux minorités musulmanes d'Europe.
(25.00 euros, 248 p.)
ISBN : 978-2-343-12073-7, ISBN EBOOK : 978-2-14-004144-0

SAINT MACAIRE ET LES MOINES DU DÉSERT DE SCÉTÉ
Goutagny Etienne - Fr. Etienne Goutagny moine de N.-D. de Cîteaux avec la collaboration de Fr. Wadid, moine de Saint-Macaire (Égypte), et d'Albocicade, laïc orthodoxe
Des chrétiens en Égypte ! Il y en a depuis l'époque des apôtres, et leur présence n'a jamais cessé au fil des siècles. Saint Macaire est l'un d'eux. Fondateur au IVe siècle du monastère qui porte son nom, il est compté parmi les « Pères du désert ». Cet ouvrage présente sa vie, ses œuvres, ainsi qu'un certain nombre de textes le concernant dans une nouvelle traduction revue sur les originaux coptes. Il décrit les différents monastères du désert de Scété, ainsi que quelques-unes de leurs grandes figures monastiques.
(Coll. Religions et Spiritualité, 23.00 euros, 226 p.)
ISBN : 978-2-343-12535-0, ISBN EBOOK : 978-2-14-004126-6

ÉSOTÉRISME GUÉNONIEN ET MYSTÈRE CHRÉTIEN
Borella Jean
En formulant les principes universels de l'ésotérisme, Guénon s'est imposé en Occident comme son théoricien le plus rigoureux. S'agissant de la religion chrétienne, ce livre propose une confrontation : comparer ce que Guénon nous en dit avec ce que la tradition chrétienne dit d'elle-même. La finalité de cet ouvrage est donc de donner à connaître les réponses que la tradition chrétienne offre aux

questions fondamentales que Guénon croit devoir lui poser. Le texte de cette nouvelle édition permet de corriger, mettre à jour et compléter l'édition originale, là où cela était donc nécessaire.
(Coll. Théôria, 35.00 euros, 444 p.)
ISBN : 978-2-343-12596-1, ISBN EBOOK : 978-2-14-004176-1

LES STRUCTURES DE PÉCHÉ DANS LE MONDE CONTEMPORAIN
Diagnostic théologique de la racine du mal
Akplogan Pamphile - Jude Potvin/vd.selfip.com
Durant son pontificat, le pape Jean-Paul II a fustigé tout ce qui, au regard de la justice sociale, constitue ce qu'il a appelé les « structures de péché » qui sont imputables, le plus souvent, à deux tentatives d'absolutisation des comportements humains : le « désir exclusif du profit » et la « soif du pouvoir dans le but d'imposer aux autres sa volonté ». L'auteur livre ici l'histoire et les ramifications de ce concept philosophico-théologique dont la paternité revient au pape polonais.
(14.00 euros, 120 p.)
ISBN : 978-2-343-11933-5, ISBN EBOOK : 978-2-14-004145-7

UNE PERSPECTIVE AFRICAINE DE LA MISSION CHRÉTIENNE
Le dialogue éducatif
Amaglo Samuel Komlanvi
Les Églises d'Afrique se retrouvent aujourd'hui être des protagonistes non négligeables de la mission chrétienne comme les autres Églises locales. Une telle participation à la mission de Dieu suscite une question théologique : existe-t-il une perspective africaine de la mission chrétienne ? Partant de la relation entre mission et éducation, cet ouvrage a le mérite de proposer le dialogue éducatif, non seulement comme une perspective africaine de la mission chrétienne, mais aussi pour une missiologie intégrale et intégrante, capable de rendre effective la nature missionnaire de toute l'Église.
(Coll. Églises d'Afrique, 32.50 euros, 316 p.)
ISBN : 978-2-343-11914-4, ISBN EBOOK : 978-2-14-004150-1

LA VÉRITÉ AU SERVICE DE L'ENGAGEMENT RELIGIEUX
Préalable à toute inculturation authentique de la vie consacrée
Kamaheu Jean Paul
L'auteur aborde plusieurs thèmes, liés à la théologie de la vie consacrée, dont l'enjeu se situe bien au-delà des préoccupations théologiques et pastorales. Il est question du nécessaire enracinement de la vie consacrée en Afrique, ce qui intéresse alors non seulement les personnes consacrées d'Afrique et d'ailleurs, mais aussi tout chrétien désireux de connaître davantage cette réalité d'Église qu'est la Sequela Christi.
(Coll. Croire et savoir en Afrique, 16.50 euros, 152 p.)
ISBN : 978-2-343-12341-7, ISBN EBOOK : 978-2-14-004298-0

RELIGION ET DYNAMIQUE SOCIALE
Revue gabonaise de sociologie 10
Si la religion est un «système de solidarité, de croyances et de pratiques relatives à des choses sacrées, c'est-à-dire séparées qui unissent en une même communauté

L'HARMATTAN ITALIA
Via Degli Artisti 15; 10124 Torino
harmattan.italia@gmail.com

L'HARMATTAN HONGRIE
Könyvesbolt ; Kossuth L. u. 14-16
1053 Budapest

L'HARMATTAN KINSHASA
185, avenue Nyangwe
Commune de Lingwala
Kinshasa, R.D. Congo
(00243) 998697603 ou (00243) 999229662

L'HARMATTAN CONGO
67, av. E. P. Lumumba
Bât. – Congo Pharmacie (Bib. Nat.)
BP2874 Brazzaville
harmattan.congo@yahoo.fr

L'HARMATTAN GUINÉE
Almamya Rue KA 028, en face
du restaurant Le Cèdre
OKB agency BP 3470 Conakry
(00224) 657 20 85 08 / 664 28 91 96
harmattanguinee@yahoo.fr

L'HARMATTAN MALI
Rue 73, Porte 536, Niamakoro,
Cité Unicef, Bamako
Tél. 00 (223) 20205724 / +(223) 76378082
poudiougopaul@yahoo.fr
pp.harmattan@gmail.com

L'HARMATTAN CAMEROUN
TSINGA/FECAFOOT
BP 11486 Yaoundé
699198028/675441949
harmattancam@yahoo.com

L'HARMATTAN CÔTE D'IVOIRE
Résidence Karl / cité des arts
Abidjan-Cocody 03 BP 1588 Abidjan 03
(00225) 05 77 87 31
etien_nda@yahoo.fr

L'HARMATTAN BURKINA
Penou Achille Some
Ouagadougou
(+226) 70 26 88 27

L'HARMATTAN SÉNÉGAL
10 VDN en face Mermoz, après le pont de Fann
BP 45034 Dakar Fann
33 825 98 58 / 33 860 9858
senharmattan@gmail.com / senlibraire@gmail.com
www.harmattansenegal.com

www.ingramcontent.com/pod-product-compliance
Lightning Source LLC
LaVergne TN
LVHW051405061026
849535LV00009B/3376